FACULTÉ DE MÉDECINE DE PARIS

Année 1885

THÈSE

N°

POUR

LE DOCTORAT EN MÉDECINE

Présentée et soutenue le mardi 29 décembre 1885, à 1 heure

Par P. DUFLOCQ,

Né à Paris, le 2 novembre 1856.

Ancien interne lauréat des hôpitaux de Paris (1er nommé, Concours de 1881),

Médaille d'or de 1re classe des épidémies (Ministère de l'Intérieur),

Membre de la Société anatomique de Paris,

Membre de la Société clinique de Paris.

RELATION

DE

L'ÉPIDÉMIE CHOLÉRIQUE

Observée à l'hôpital Saint-Antoine

EN NOVEMBRE ET DÉCEMBRE 1884

Président : **M.** le professeur Jaccoud.

Juges : MM.
- Hayem, professeur,
- Raymond, agrégé,
- Troisier, agrégé.

Le candidat répondra aux questions qui lui seront faites sur les diverses parties de l'enseignement médical.

LE MANS

IMPRIMERIE ALBERT DROUIN

5, RUE DU PORC-ÉPIC, 5

1885

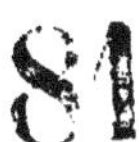

FACULTÉ DE MÉDECINE DE PARIS

Doyen...................... M. BÉCLARD.
Professeurs................ MM.

Anatomie..	SAPPEY.
Physiologie...	BÉCLARD.
Physique médicale....................................	GAVARRET.
Chimie organique et chimie minérale..............	GAUTIER.
Histoire naturelle médicale........................	BAILLON.
Pathologie et thérapeutique générales............	BOUCHARD.
Pathologie médicale.................................	{ PETER. DAMASCHINO.
Pathologie chirurgicale.............................	{ GUYON. LANNELONGUE.
Anatomie pathologique..............................	CORNIL.
Histologie..	MATHIAS DUVAL.
Opérations et appareils.............................	DUPLAY.
Pharmacologie.......................................	REGNAULD.
Thérapeutique et matière médicale................	HAYEM.
Hygiène...	PROUST.
Médecine légale.....................................	BROUARDEL.
Accouchements, maladies des femmes en couche et des enfants nouveau-nés........................	TARNIER.
Histoire de la médecine et de la chirurgie........	LABOULBÈNE.
Pathologie expérimentale et comparée.............	VULPIAN.
Clinique médicale....................................	{ SÉE (G.) HARDY. POTAIN. JACCOUD.
Maladies des enfants................................	GRANCHER.
Clinique de pathologie mentale et des maladies de l'encéphale...................................	BALL.
Clinique des maladies syphilitiques................	FOURNIER.
Clinique des maladies nerveuses...................	CHARCOT.
Clinique chirurgicale................................	{ RICHET. VERNEUIL. TRELAT. LE FORT.
Clinique ophthalmologique.........................	PANAS.
Clinique d'accouchement...........................	PAJOT.

DOYEN HONORAIRE : M. VULPIAN.

Professeurs honoraires
MM. GOSSELIN, BOUCHARDAT.

Agrégés en exercice.

MM.	MM.	MM.	MM.
BLANCHARD.	GUÉBHARD.	LANDOUZY.	REYNIER.
BOUILLY.	HALLOPEAU.	PEYROT.	RIBEMONT-DESS.
BUDIN.	HANOT.	PINARD.	RICHELOT.
CAMPENON.	HANRIOT.	POUCHET	C. RICHET.
CHARPENTIER.	HUMBERT.	QUINQUAUD.	A. ROBIN.
DEMOVE	HUTINEL.	RAYMOND.	SEGOND.
FARABEUF, chef	JOFFROY.	RECLUS.	STRAUS.
des travaux anatom.	KIRMISSON.	REMY.	TERRILLON.
GARIEL.	LUTZ.	RENDU.	TROISIER.

Secrétaire de la Faculté : CH. PUPIN.

A LA MÉMOIRE DE MON ARRIÈRE-GRAND-PÈRE

LERMINIER,

Médecin de la Charité et de l'Hôtel-Dieu,
Membre titulaire de l'Académie de médecine.

A MON GRAND ONCLE

LE DOCTEUR FAUCONNEAU-DUFRESNE.

Chevalier de la Légion d'honneur.

AVANT-PROPOS

Vers la fin de l'année 1884, M. le professeur Hayem, dont j'avais l'honneur d'être l'interne, fut chargé du service spécial de l'hôpital Saint-Antoine.

J'ai pu, pendant ces deux mois de novembre et de décembre, étudier et suivre les nombreux cholériques qui ont passé dans nos salles. J'ai pris alors les observations de tous les malades ; je vais maintenant essayer d'écrire la relation de l'épidémie.

Mais avant d'aborder mon sujet, il m'est doux d'exprimer ma reconnaissance à mes maîtres dans les hôpitaux :

A M. le Dr Guyot, chez qui j'ai passé mes deux années d'externat.

A MM. les professeurs Trélat et Gosselin, dont j'ai eu l'honneur d'être l'interne.

A M. le professeur Potain, qui pendant mon année d'internat dans son service, m'a témoigné une bienveillance dont je ne serai jamais assez reconnaissant.

A M. le professeur Hayem, qui m'a conseillé ce travail et prodigué ses encouragements.

A M. le professeur Jaccoud qui veut bien, en acceptant la présidence de ma thèse, ajouter une preuve nouvelle de sympathique intérêt à toutes celles qu'il m'a données dans le cours de ma dernière année d'internat.

Enfin, j'adresse un remerciement cordial à mes amis et collègues, Alexandre, Luzet et Decamps qui m'ont aidé à recueillir les notes qui servent de base à ce travail.

RELATION

L'ÉPIDEMIE CHOLÉRIQUE

Observée à l'hôpital Saint-Antoine

EN NOVEMBRE ET DÉCEMBRE 1884

Deux-cents-quinze malades ont été reçus dans le service spécial de M. Hayem.

Ce nombre comprend cent dix hommes, quatre-vingts femmes, et vingt-cinq enfants.

Nous avons observé vingt-huit cas légers, quarante-huit cas moyens, et cent trente-trois graves.

Il faut ajouter six malades reçus par erreur de diagnostic, et renvoyés aussitôt.

Ce qui frappe tout d'abord, c'est la grande proportion des cas graves, plus grande probablement, que dans les autres services hospitaliers. La raison en est assez simple. L'hôpital Saint-Antoine est situé sur la limite des XIe et XIIe arrondissements, tous deux fort éprouvés, à quelques pas de cette rue Sainte-Marguerite, qui a été décimée par l'épidémie. C'est autour de nous, que la maladie a fait le plus de victimes ; de plus, si au début, notre service était le seul ouvert aux cholériques, à la fin il fut le dernier fermé. A ces causes multiples,

il faut attribuer, suivant nous, le nombre relativement considérable de nos malades.

Enfin dans cette épidémie, comme dans les précédentes, il a
été facile de voir que la maladie a atteint d'emblée son maximum de gravité, qui s'est maintenu quelques jours, pour
décroitre ensuite progressivement.

Nous avons eu par la même, un plus grand nombre de ces
premiers cas, les cas très graves.

CHAPITRE PREMIER

APERÇU GÉNÉRAL DES CAS

I. CAS LÉGERS

Les cas légers, au nombre de 28, comprennent 21 hommes, 5 femmes, et 2 enfants.

Voici un exemple de cette variété :

« Le nommé Gamard Louis, âgé de 24 ans, est malade depuis huit jours, quand il entre à l'hôpital. Le début a été brusque, il s'est fait par de la diarrhée, et des vomissements. Les crampes ont été peu nombreuses. Il n'y a ni cyanose, ni algidité ; les traits sont un peu tirés ; les yeux légèrement cerclés de bistre. Le pouls est bon, assez fort. La voix n'est pas cassée, le malade urine régulièrement. Les vomissements et les crampes s'arrêtent bientôt. La diarrhée dure encore cinq jours ; elle cesse enfin, sous l'influence du salicylate de Bismuth. Les urines ont toujours été normales. Le malade sort après neuf jours de séjour à l'hôpital. »

Même aspect et même marche chez les femmes.

« La nommée Cauvet, âgée de 56 ans, a été prise de diarrhée brusquement, dans la nuit ; elle a eu des vomissements, et elle a ressenti quelques crampes dans les mollets. La peau est chaude et bonne, au moment de l'entrée. Le lendemain, pas de vomissement, le surlendemain arrêt de la diarrhée. Rien dans les urines. Exeat le troisième jour.

De fait, ces malades vite rétablis, restent peu à l'hôpital.

La durée du séjour varie de 1 à 9 jours, pour les hommes ; une femme reste 11 jours.

Si le plus souvent dans ces cas légers la marche est simple et la guérison la règle, il peut y avoir des cas insidieux qui montrent quelles réserves il faut apporter dans le pronostic.

« Un jeune homme de 21 ans, entre, après cinq jours de diarrhée prémonitoire ; il a vomi la veille, et les crampes n'apparaissent que le jour de l'entrée. Les yeux sont un peu excavés, la peau est bonne, elle a conservé son élasticité, elle est chaude ; le nez seul, est un peu froid. Les mains sont cyanosées ; mais le pouls est bon : 88. Le ventre déprimé en bateau, est mat ; il n'est pas douloureux à la pression ; on ne sent pas de gargouillement.

Le lendemain matin, même état ; il urine. La nuit suivante, il devient algide, cyanosé, sans pouls. On injecte dans la veine du pli du coude, deux litres de la solution sulfatée, et chlorurée sodique. Le deuxième jour, l'état est grave, le malade est toujours algide. Il présente sur la conjonctive bulbaire, de la sécheresse, avec injection vasculaire aux points que la paupière mi-close ne recouvre plus. On fait une deuxième injection de trois litres de la même solution. La température qui était à 35°8 dans le rectum, monte à 36° : le pouls devient sensible, mais reste incomptable.

La cyanose diminue sur le corps et sur le visage. Le frisson apparaît, et dure pendant l'opération. Une demi heure après, le malade accuse une sensation de mieux, mais le pouls est toujours insensible, et la mort survient trois heures après la transfusion. »

D'une manière générale, dans ces cas légers, les selles sont moins fréquentes, les vomissements peu abondants, les crampes légères. Il n'y a ni cyanose, ni algidité ; les traits du visage sont un peu tirés, les yeux entourés d'un cercle bistre, à peine foncé ; puis la réaction est simple, sans fièvre, la langue reste un peu saburrale un jour ou deux, la diarrhée seule persiste plus longtemps, puis diminue, redevient bilieuse et également se supprime sous l'influence du salicylate de Bismuth.

La soif se modère, l'appétit renaissant demande seul à être surveillé. Bientôt enfin le malade sort guéri.

II. CAS MOYENS

Nous avons observé 48 cas de moyenne intensité : ils comprennent 19 hommes, 21 femmes, et 8 enfants.

Ce qui caractérise ces cas, c'est un état moyen des différents symptômes : où, si l'un est accusé, le peu d'intensité des autres. Tel malade peut être algide, mais la cyanose est relativement légère, ou réciproquement.

La voix n'a pas complétement disparu, elle est cassée, éraillée, mais le malade peut encore parler ; l'élasticité de la peau est simplement diminuée.

Enfin, et surtout, le pouls est perceptible. Toujours affaibli, on peut généralement le compter ; même, s'il est incomptable, on perçoit encore l'ondulation causée par le passage du courant sanguin.

La disparition du pouls est pour nous le meilleur signe de la gravité du cas. L'état du pouls nous a toujours guidé pour faire de suite, ou différer, l'injection intra-veineuse ; cette recherche a donc une importance capitale, et c'est l'expérience acquise auprès de nos malades, qui nous a montré qu'il fallait mettre ce signe au premier rang. Un malade cyanosé, algide, mais ayant encore un pouls perceptible peut dans bon nombre de cas faire les frais d'une réaction salutaire : si le pouls manque, le cas est grave, désespéré même. Nous reviendrons d'ailleurs sur ces faits.

Voici quelques exemples de cas moyens.

« Le nommé Pfeiffer Charles, âgé de 38 ans, est malade depuis 5 ou 6 jours. Par suite de son état actuel, il répond mal aux questions qu'on lui pose. Il est surtout refroidi : la cyanose est légère. Le faciès est un peu altéré : les yeux

entourés d'un cercle foncé, sont légèrement excavés. La peau
du corps est froide. Les mains sont algides : le pli que l'on
fait à la peau, sur la face dorsale des mains, persiste longtemps et s'efface lentement. La voix conservée est un peu
faible ; elle est surtout éraillée. Le pouls est assez plein. Les
battements du cœur sont bien frappés. Les crampes ont disparu. Pas d'urine. Dès le lendemain, le malade urine, il va
mieux, et se réchauffe. Le pouls reste faible, filiforme, mais
comptable. Le deuxième jour, le malade est sauvé. La diarrhée dure encore le lendemain. Il demande à sortir après
quatre jours de séjour à l'hôpital. »

Dans le cas précédent, l'algidité domine. Voici un exemple
où la cyanose tient le premier plan :

« Une femme, Clairembault Françoise, âgée de 30 ans,
journalière, de bonne santé habituelle, entre à l'hôpital le
13 novembre 1884.

Pas d'habitudes alcooliques ; comme antécédent, une
fièvre typhoïde, à 18 ans. Elle est malade depuis quatre
jours. Le début brusque s'est fait par un frisson très fort,
accompagné de mal de tête ; puis une heure après environ,
la diarrhée est apparue, bientôt suivie par les vomissements
et les crampes. La voix est cassée.

Elle entre dans l'état suivant :

Le faciès est profondément altéré : les yeux sont très excavés ; les lèvres sont légèrement violacées. La langue, très
rouge, est sèche, la soif très vive.

Elle se plaint surtout de violentes douleurs à l'épigastre,
le ventre est mat, pâteux, rétracté en bateau. La diarrhée est
déjà moins abondante.

La peau est fraîche, mais sans algidité manifeste, elle est
sèche, a perdu son élasticité. Les extrémités sont très
cyanosées. Le pouls est petit ; il peut néanmoins se compter : 84.
La température prise dans le rectum, marque 36°8. Rien au
cœur ; quelques râles de bronchite aux bases du poumon ;
la malade n'urine pas.

Dès le lendemain, la réaction s'accuse. Le faciès se colore, les yeux sont moins excavés. Les vomissements ont disparu, la langue est humide ; la malade n'a eu qu'une selle. Enfin elle urine un peu. Les urines sont claires, et ne contiennent ni sucre, ni albumine. La voix est revenue.

Le pouls est à 90. La température marque 37°4 le matin, et 37° le soir.

Le deuxième jour, le mieux continue : légère reprise de la diarrhée : quatre selles.

Le pouls est à 88. La température de 36°8 le matin, atteint 37° le soir.

Le troisième jour, bon état général ; l'appétit renaît. Par prudence, on continue le salicylate de Bismuth à la dose de 4 grammes pendant deux jours encore.

« La malade sort sept jours après son entrée. »

Voici maintenant l'observation d'une petite fille de 4 ans :

« Mozés Renée est malade depuis deux jours. Elle habite rue de l'Hôtel-de-Ville. Son père et sa mère sont bien portants. Pas de malades dans la maison.

« Cette enfant, fort intelligente, nous donne elle-même ces renseignements.

« A l'entrée, le faciès est altéré, la peau est froide, le nez surtout. Les yeux sont excavés, entourés d'un cercle noir, peu prononcé. Les mains sont légèrement cyanosées. Vomissements alimentaires pendant l'examen. L'enfant avait pris un peu de lait avant d'être amenée à l'hôpital. Le ventre est mat, pâteux. On perçoit du gargouillement dans la fosse iliaque gauche. Le pouls est très petit, mais on arrive cependant à le trouver.

« Pas d'urine. Traitement : injection d'un quart de seringue d'éther ; boules d'eau chaude. Potion avec 3 grammes de sous-nitrate de Bismuth.

« Dès le lendemain, les vomissements se suppriment : l'enfant n'a plus que quatre selles : elle est gaie, le faciès est un peu coloré : les yeux sont moins excavés. la peau est chaude. Le soir elle urine : rien dans les urines.

« Le troisième jour elle va bien, et veut se lever. Comme elle descend à chaque instant de son lit, on l'habille. Pendant quatre jours, elle court dans la salle. nous suivant d'un lit à l'autre jusqu'au moment où ses parents se décident à la reprendre. »

Ce sont là des cas simples, malgré l'état sérieux des malades à leur entrée. Chez quelques-uns, la réaction moins franche, a été traînante et même, dans certains cas, s'est accompagnée de symptômes généraux et de prostration tels qu'on a pu lui donner, à bon droit, le nom de réaction typhique.

Nous reviendrons sur ces formes en étudiant la marche de la maladie.

III. CAS GRAVES

133 malades ont présenté des cas graves. Ces cas comprennent 66 hommes, 54 femmes et 13 enfants.

Sur ces chiffres, 15 hommes et 10 femmes, entrés le soir après 7 heures, sont morts avant 8 heures du lendemain ; ils n'ont été vus par aucun de nous.

Quelques exemples valent mieux que tous les commentaires pour montrer la gravité de ces cas.

Voici l'observation du premier de tous nos malades, entré le 5 novembre, à 5 heures du soir :

« Le nommé Loquet, chiffonnier, âgé de 52 ans, alcoolique avéré, était bien portant jusqu'au 5 novembre, à midi. A ce moment, disent les personnes qui l'accompagnent, il a été pris de quelques crampes d'estomac. de nausées, de vomissements et de coliques.

« On a été obligé de le ramener chez lui. Il allait à la selle toutes les dix minutes. Il vomissait très fréquemment de la bile d'abord, puis de l'eau.

« On l'apporta à l'hôpital à 5 heures du soir. Il y avait une heure environ qu'il n'avait eu ni vomissement, ni diarrhée.

« La cyanose est complète. La voix est éteinte. Il éprouve des crampes très douloureuses dans les mollets. Il reste cependant sur son brancard sans présenter beaucoup d'agitation. Le pouls est presque insensible. Il existe du refroidissement de tout le corps.

« Traitement à l'arrivée : thé au rhum ; eau alumineuse ; injections répétées d'éther. Il reste calme dans son lit et semble sommeiller continuellement. A 2 heures du matin environ, M. Hayem lui fait au bras gauche une injection de deux litres de la solution sulfatée et chlorurée sodique. Le pouls, insensible avant, commence à se relever, acquérant de plus en plus de force. On constate aussi que le bras gauche d'abord, puis la moitié gauche de la poitrine se réchauffent progressivement. Ensuite la chaleur gagne peu à peu la moitié droite du thorax. La figure reste froide. A la fin de l'injection, le malade est pris de deux petits frissons, puis s'endort paisiblement. Il meurt à 6 heures du matin sans présenter d'agitation. »

Les femmes sont dans un état aussi grave :

« La nommée Denouroux Victorine, couturière, âgée de 44 ans, entre le 14 novembre. Pas de renseignements sur cette malade, qui arrive pendant la visite dans un état désespéré, et ne peut répondre à nos questions.

« Le faciès est cadavérique, les lèvres sont cyanosées ; les yeux très excavés. La langue est sèche, noirâtre ; la voix n'existe plus ; la peau est froide, violacée ; l'algidité est complète. Les extrémités sont fortement cyanosées. La peau a perdu son élasticité ; les plis qu'on y fait, persistent sans s'effacer. Le pouls est insensible à la radiale, on ne sent pas non plus le pouls carotidien ; les battements du cœur sont très faibles. La respiration est anxieuse, et gênée. La température rectale marque 36°8.

« La malade meurt pendant les préparatifs de la transfusion. Un quart d'heure après la mort, la température rectale est encore à 36°7. »

Les enfants étaient aussi gravement atteints :

« La petite Speltinx Elisa, âgée de 3 ans, entre le 12 novembre. Pas de renseignements sur cette enfant, dont le père, la mère et le frère, sont apportés en même temps qu'elle.

« La peau est froide, les extrémités sont très cyanosées : le pouls est nul. Je pratique immédiatement l'injection de 300 grammes de la solution sulfatée et chlorurée sodique. L'enfant se réchauffe un peu. La température rectale marque 37. Le pouls renaît, puis devient bon, régulier, rapide : 110. La voix réapparaît. La respiration est plus ample : l'enfant sourit. Le lendemain, l'enfant abattue, est très agitée et pousse des cris continuels. La diarrhée est très abondante, la peau est froide, le thermomètre marque 36°9. Le pouls, malgré cet état reste régulier. La nuit suivante, le refroidissement augmente, l'agitation disparaît : l'enfant tombe dans le coma, et meurt sans avoir été réinjectée. »

Telle est la physionomie des cas que nous appelons graves. Ces malades ont traversé cependant des phases diverses. Certains sont morts quelques heures, quelques instants après leur arrivée. Un homme et une femme étaient morts au moment où on les sortit de la voiture.

Beaucoup d'autres restant dans une algidité persistante, ont succombé malgré tous les soins, en douze ou dix-huit heures.

Il en est enfin qui ont pu faire les frais d'une réaction typhoïde, et sont morts pendant cette période.

Plusieurs des enfants qui sont arrivés à la période de réaction, nous ont présenté la forme décrite en 1865, par M. Mesnet, sous le nom de réaction pseudo-méningitique.

Les autres enfin, après des vicissitudes diverses, sont arrivés à la guérison.

Nous verrons tous ces faits en détail, en étudiant les formes de la maladie.

Nos malades provenaient des différents quartiers de Paris.

Je donne ici par arrondisssement, le classement des cas observés à Saint-Antoine :

ARRONDISSEMENTS	HOMMES	FEMMES	ENFANTS	TOTAL	OBSERVATIONS
I......................	1	1		2	
II.....................	1	1		2	
III....................	1	15	1	17	
IV....................	12	6	2	20	
V.....................	2			2	
X.....................	1	1		2	
XI....................	38 (18)	24 (7)	9 (1)	71 (26)	Les parenthèses
XII...................	25	19	5	49	renferment les
XIII..................		2	2	4	cas originaires
XV....................		1		1	de la rue Sainte-
XVIII.................	1		3	4	Marguerite.
XIX...................	8	1		9	
XX....................	1	3		4	
Aubervilliers........		1		1	
Bobigny..............			2	2	
Cas intérieurs.......	2	1		3	
Sans adresse........	13	3		16	
Erreurs de diagn....	4	1	1	6	
Total......	110	80	25	215	

On peut remarquer que les XIe et XIIe arrondissements qui dépendent spécialement de l'hôpital, donnent ensemble 120 malades.

Enfin la rue Sainte-Marguerite a donné 26 cas de choléra, qui se décomposent en 18 hommes, 7 femmes et 1 enfant.

CHAPITRE II.

A. ANTÉCÉDENTS DE NOS MALADES

La tuberculose et l'alcoolisme, méritent de nous arrêter un instant.

Nous les avons rencontrée chez un certain nombre de nos malades.

TUBERCULOSE.

Chez les hommes, la tuberculose ne fut pas fréquente. On l'a vue dans les 4 1/2 0/0 des cas, (exactement 4,54 0/0).

Les femmes fournirent une proportion plus considérable. 15 0/0 d'entre elles étaient tuberculeuses.

Les 5 hommes tuberculeux présentèrent des cas graves. Deux seulement guérirent.

Chez les femmes, 6 qui avaient des cas moyens guérirent : des 6 autres. qui eurent des cas graves, deux seulement présentèrent une évolution favorable.

La tuberculose a donc une influence fâcheuse chez les individus gravement atteints. Les malades affaiblis par cette diathèse, n'ont guère la force de faire une réaction favorable, et succombent plus fréquemment que les autres. Ceci était connu, et facile même à prévoir.

Mais le point moins connu et que nous voulons surtout signaler, c'est l'influence du choléra sur la marche ultérieure de la tuberculose.

Chez deux femmes tuberculeuses au premier degré, à la suite d'une attaque de choléra, grave chez l'une, moyenne chez l'autre, la marche de la tuberculose fut très accélérée.

Toutes deux furent prises dan l'hôpital, leur état antérieur était donc bien connu. Chez l'une, où le diagnostic de tuberculose au début n'avait été porté qu'avec réserve par M. Sevestre, avant son arrivée dans nos salles, les lésions passaient au deuxième au troisième degré, quand nous la renvoyâmes dans son ancien service.

Gros rales muqueux en avant et en arrière à chaque sommet, respiration rude et soufflante aux mêmes points, expectoration abondante, chez une malade qui jusque là crachait très peu, voilà quel était l'état des poumons chez cette femme, qui, 20 jours auparavant, présentait seulement quelques craquements.

L'évolution fut aussi rapide chez notre seconde malade.

ALCOOLISME

A l'alcoolisme, nous rapportons la grande mortalité que nous avons eue chez les hommes. Ici notre statistique est défectueuse, et la raison en est simple. Ces malheureux arrivaient généralement dans l'état le plus grave. Algides, cyanosés, sans pouls ni voix, ils étaient d'un interrogatoire difficile, aussi la proportion de 14 0/0 où n'entrent que les cas avérés d'alcoolisme, est bien au-dessous de la vérité. Certes près de la moitié de nos malades étaient alcooliques. C'est du reste la moyenne que nous observons chaque jour, dans le service hospitalier ordinaire ; enfin, dans bon nombre de cas, l'autopsie qui nous montrait la dégénérescence granulo-graisseuse du foie, remplaçait les aveux du malade.

Ces lésions hépatiques, préexistantes, ont été bien souvent, c'est notre conviction, la cause de la mort.

Dans le choléra, comme dans la fièvre typhoïde et la pneumonie si graves à l'hôpital Saint-Antoine, le taux élevé de la mortalité, doit être rapporté à l'alcoolisme.

La preuve en est, que sur quatre alcooliques avérés, présentant des cas moyens, trois sont morts.

L'étude de l'alcoolisme chez les femmes, vient confirmer cette manière de voir.

Sur cinq femmes alcooliques, pas une n'a guéri. Leur profession est intéressante à mentionner. Nous comptons 2 blanchisseuses, 1 cuisinière, 1 infirmière et 1 brodeuse. Les 4 premières sont par leur métier plus exposées que par tout autre, à cette intoxication.

Si maintenant, et à ce point de vue professionnel, nous considérons les femmes qui ont présenté des cas graves, nous relevons : 2 infirmieres, 4 blanchisseuses et 4 cuisinières.

De ces dix femmes, trois seulement, c'est-à-dire 1 infirmière. 1 cuisinière et 1 blanchisseuse, ont guéri.

Cet exposé peut se passer de commentaires : il n'y a donc pas à nier l'influence néfaste de l'alcoolisme.

Pour les autres antécédents, nous notons un exemple de chacune des affections suivantes : Kyste hydatique, cancer de l'utérus, affection cardiaque, nervosisme, mal de Pott : 2 femmes enfin, en état de grossesse.

B. DIARRHÉE PRÉMONITOIRE

La diarrhée prémonitoire a été bien moins fréquente qu'en 1865.

Dans la relation de M. le Dr Mesnet, on compte 140 cas de diarrhée prémonitoire. Sur un nombre de malades (215) exactement semblable, nous ne l'avons rencontrée que 42 fois. Elle a été plus fréquente chez les femmes, où elle se montre dans presque 29 0/0, des cas, tandis qu'elle n'a été constatee que dans 16 0/0 des cas, chez les hommes.

Elle apparaît surtout dans les cas légers ou moyens, et diminue par là même la gravité du pronostic, surtout si elle existe déjà depuis sept à huit jours. C'est là du moins ce qui ressort de nos observations. Chez les hommes, on la mentionne

12 fois dans les cas légers et moyens, et 6 fois seulement, dans les cas graves qui sont, en nombre double, dans la statistique générale.

Un début brusque, aggrave donc le pronostic. De fait, les épidémies antérieures ont été plus étendues, mais peu ont été plus meurtrières, si l'on ne considère que le rapport de la mortalité au nombre des cas.

La diarrhée prémonitoire a varié chez nos malades de 1 à 2, jusqu'à 15 jours. Dans les cas moyens le chiffre de 10 jours est assez habituel, il tombe à deux ou trois jours dans les quelques cas graves qui ont offert ce symptôme.

C. DURÉE DU SÉJOUR

La durée du séjour à l'hôpital, présente quelques considérations.

Dans les cas légers, les malades peu atteints, rapidement guéris, n'ont qu'une idée : s'éloigner du milieu infecté, la moyenne du séjour, est de 4 jours pour les hommes et de 6 jours pour les femmes.

Les individus moyennement atteints, obéissent aux mêmes préoccupations. Les hommes restent 5 jours et les femmes 7 jours environ.

Pour les cas graves, il faut distinguer :

Parmi les malades entrés le jour, et dont nous avons l'observation, ceux qui sont morts, hommes et femmes, sont restés deux jours dans le service.

Nous faisons abstraction des 15 hommes et des 10 femmes, qui, arrivés dans le courant de la nuit, sont morts avant 8 heures du matin.

Ceux là sont restés en moyenne, 6 à 7 heures dans nos salles.

La guérison a été retardée parmi ceux de nos malades qui

devaient se remettre. Les hommes restent 10 jours, et les femmes 12 jours avant de quitter l'hôpital.

Nous allons étudier maintenant les modifications des grandes fonctions dans les différents cas que nous avons observés.

CHAPITRE III

MODIFICATIONS DES GRANDES FONCTIONS

I. TUBE DIGESTIF

La diarrhée, les vomissements, et les crampes, se sont montrés dans tous les cas, sauf quelques rares exceptions.

Deux malades seulement, ont présenté de la diarrhée simple, sans crampes, ni vomissements. Cette variété atténuée, a dû être fréquente si nous en jugeons par les malades qui venaient à la consultation externe. Mais les individus ainsi atteints, ne se croyaient pas assez malades pour demander leur admission : peut-être aussi, craignaient-ils, avec raison d'ailleurs, d'être mêlés aux cholériques plus sérieusement frappés.

Parmi les cas moyens, 9 malades, 5 hommes et 4 femmes, n'ont eu que de la diarrhée, et des vomissements.

2 malades enfin, offrant des cas graves, n'ont jamais eu de vomissements. La diarrhée, les vomissements et les crampes ont varié de force et de fréquence, suivant la gravité des cas.

Les selles étaient surtout plus nombreuses qu'abondantes.

Certains malades, qui pouvaient encore le faire, se levaient à chaque instant pour satisfaire aux besoins incessants.

D'autres, plus prostrés, indifférents à tout, laissaient échapper les matières sous eux.

Nous n'avons vu qu'une fois cette diarrhée signalée par quelques auteurs, abondante au point de baigner le malade, de traverser les matelas, et de s'écouler à terre.

Il en fut de même pour les vomissements. Les malades faisaient des efforts continuels pour arriver à rendre quelques gorgées de liquide.

Les grandes évacuations s'étaient produites pour la plupart, avant leur entrée dans le service.

L'examen des matières rendues ne nous a rien présenté de particulier, sauf les microbes caractéristiques, que nous avons vus toutes les fois où nous les avons cherchés.

La soif ardente des malades, est de tous leurs tourments le plus cruel. A boire ! était le cri sans cesse répété, qui partait de tous les lits. Pour le proférer, tous employaient le peu d'énergie, le peu de voix qui leur restait encore.

Nous ne leur avons pas refusé cette consolation. Tisane alcaline, eau albumineuse, eau de riz, eau vineuse, leur ont été largement distribuées. On leur recommandait seulement de boire souvent, mais peu à la fois. La plupart, voyant que les grandes quantités de boisson prises avec avidité étaient aussitôt rejetées, se rendaient à nos conseils, et buvaient fréquemment, mais par gorgées.

Mais plus que toute boisson, les injections intra-veineuses, en reconstituant la masse liquide du sang, calmèrent la soif des malades.

Contre la diarrhée, nous avons donné au début une potion composée de 6 grammes de sous-nitrate de Bismuth, additionnée de 15 gouttes de laudanum.

Par la suite, nous avons prescrit le salicylate de Bismuth, à la dose de 4 à 6 grammes. Ce corps se dédouble dans le tube digestif, en oxyde de Bismuth, qui agit contre la diarrhée, et en acide salicylique, qui est anti-microbique. Quoi qu'il en soit, nous avons eu de bons effets de ce médicament qui a été donné exclusivement aussitôt que nous avons constaté le peu d'action de la potion au laudanum et au bismuth.

Les vomissements dans certains cas, ont été opiniâtres, ils ont persisté quelquefois après la disparition de la diarrhée. Indépendamment des fragments de glace qui avaient le dou-

ble avantage de calmer la soif, et de modérer les vomissements, nous avons tiré de bons résultats, de l'application sur
le creux de l'estomac de vésicatoires à l'ammoniaque, ou de
badigeons phéniqués. Il a fallu dans quelques cas les
répéter 2 et 3 fois.

La durée des vomissements et de la diarrhée pendant le
séjour à l'hôpital, varie suivant les malades.

Quand *les cas sont légers*, la diarrhée continue en moyenne
pendant 3 jours et demi chez les hommes, 3 jours chez
les femmes, et 2 jours chez les enfants. Les vomissements
durent 1 jour chez tous.

Si le cas est moyen, la diarrhée dure 4 jours chez les hommes,
comme chez les femmes, 3 jours chez les enfants. Les vomissements persistent alors 2 jours chez les hommes, 3 jours
chez les femmes, et 1 jour chez les enfants.

Dans les cas graves, et cette moyenne ne porte comme les
précédentes que sur les individus qui ont guéri, la diarrhée
se prolonge pendant 7 jours chez les hommes et les enfants,
et 5 jours chez les femmes. Les vomissements durent alors
2 jours chez les hommes, et 3 jours chez les femmes et les
enfants.

II. RESPIRATION

La respiration n'est modifiée dans son rhythme et dans sa
fréquence, que chez les malades gravement atteints.

En dehors de ces cas, il n'existe guère qu'une sensation de
poids et de constriction thoraciques, qui peut cependant, être
assez accusée, pour que le malade cherche inconsciemment
à s'en débarasser, en faisant de temps en temps une inspiration plus profonde.

Quand le cas est grave, l'aspect n'est plus le même. La
respiration devient courte, pénible, haletante ; la parole qui
n'est plus qu'un chuchotement quelquefois à peine distinct,
est entrecoupée.

Nous avons constaté dans certains cas de véritables crises d'oppression. La respiration est alors irrégulière ; à un certain nombre de respirations courtes et précipitées, succède une inspiration profonde ; puis le malade reste un instant anéanti, sans souffle, en mort apparente. La respiration reprend alors, pour présenter les mêmes phases.

En dehors de tout accès dont l'occasion est le plus souvent un effort de vomissement, il n'est pas rare de compter entre 25 et 30 inspirations par minute.

III. CIRCULATION

Les modifications du côté de l'appareil circulatoire sont encore plus profondes. Le pouls nous a présenté des altérations dans sa force, son rhythme, et sa fréquence.

Plus le cas est grave, plus le pouls perd de sa force, et augmente de fréquence. Il s'affaiblit progressivement, puis devient difficile à compter, tout 'en restant perceptible ; enfin, on ne sent plus qu'un frémissement ondulatoire qui lui-même disparait dans les cas graves.

Il fallait alors chercher à la carotide, et souvent même en ce point, le pouls n'était pas comptable.

Quand le pouls était perceptible, il présentait une assez grande fréquence ; toujours au voisinage de 100, il oscillait dans les cas moyens entre 85 et 120. Faible et dépressible comme il était, on comprend que la rapidité des pulsations le rendait difficile à compter.

Souvent enfin il était irrégulier : irrégulier comme force, car quelques pulsations-plus fortes s'intercalaient au milieu de ce soulèvement filiforme, irrégulier comme nombre, car des pulsations plus lentes succédaient à un groupe de pulsations plus rapides.

Les modifications étaient perceptibles à la carotide, quand, ce qui était la règle dans les cas graves, les pulsations de la

radiale avaient disparu. Sous l'influence des injections intra-
veineuses, cet état se modifiait. Dans le cours même de la
transfusion, le pouls revenait sensible, puis comptable, et à
la fin de l'opération, plein, ample, régulier, ralenti, il reprenait ses caractères physiologiques.

IV. SÉCRÉTION URINAIRE

La sécrétion urinaire a toujours été ralentie dans les cas
légers ; elle a été supprimée plus ou moins longtemps,
dans les cas moyens et graves.

A. Anurie

1° *Cas légers.* — Les observations des cas légers portent :
besoins d'uriner moins fréquents ; diminution de la quantité
d'urine rendue (1).

Il est intéressant de voir combien de temps se supprime la
fonction dans les formes moyennes et graves.

2° *Cas moyens.* — Dans les deux tiers des cas moyens
chez les hommes, et six fois sur sept chez les femmes, il y a
anurie. Elle dure en moyenne un peu plus de 2 jours chez les
hommes, et un peu moins chez les femmes.

Chez les enfants, l'anurie n'existe que dans le quart des
cas, et ne dure pas plus d'un jour.

La durée extrême est comprise chez l'adulte entre un jour
comme minimum, et quatre jours, qui est le maximum
observé.

L'anurie ne donne aucune gêne aux malades : ils n'ont pas
envie d'uriner, ou s'ils essayent, ils ne le peuvent faire.
Voilà tout.

(1) On peut exceptionnellement constater l'anurie dans les formes
légères ; c'est ainsi que deux malades de cette classe sont restés 2 jours
sans uriner.

Quand le retour du flux urinaire s'effectue, il se réduit au
moment du rétablissement de la fonction, à une très faible
quantité ; souvent à quelques gouttes d'une urine épaisse et
trouble.

On constate un rapport entre les quantités des selles, des
vomissements, et des urines. Celle-ci n'arrivent au taux
physiologique, que lorsque les deux autres symptômes ont
disparu : elles augmentent à mesure que les vomissements et
la diarrhée diminuent.

3° *Cas graves.* — Dans les cas graves, l'anurie est la
règle ; elle dure en moyenne 3 jours pour les hommes, 2 jours
pour les femmes, et 1 jour et demi pour les enfants.

Il faut rappeler ici l'influence manifeste de l'injection sur le
retour des urines.

Dans le cas de guérison l'apparition du flux urinaire peut
être retardée jusqu'à la fin du sixième jour.

Si les malades doivent mourir, l'anurie reste complète jusqu'à la fin.

2 hommes et 3 femmes seulement dans cette catégorie, ont
présenté le rétablissement de cette fonction les deuxième,
troisième et quatrième jours.

Mais dans un certain nombre de cas, l'urine a présenté des
altérations dans sa composition. C'est ainsi que nous avons
constaté la présence de l'albumine et du sucre.

B. Albuminurie

1° *Cas légers.* — L'albuminurie est rare dans les cas légers,
elle dure peu : un jour ou deux, elle est peu abondante. Elle
n'existe chez les hommes, que dans le septième des cas : chez
les femmes, elle a paru plus fréquente.

Pour les cas moyens ou graves, nous avons à distinguer si
les malades ont été ou non anuriques.

2° *Cas moyens.* — Un peu plus de la moitié des hommes
anuriques ont présenté de l'albumine en quantité notable :

un seul a eu beaucoup d'albumine. Cet état a duré en moyenne deux jours ; une seule fois il a persisté quatre jours.

Chez les hommes qui ont toujours uriné, l'albumine n'a été constatée que dans un peu moins de la moitié des cas.

Les femmes anuriques ont eu de l'albumine dans la moitié des cas. Elle a persisté deux jours en moyenne. Une femme a eu ce phénomène bizarre, de n'avoir de l'albumine que de deux jours l'un pendant quatre jours.

Les femmes qui ont toujours uriné, n'ont eu de l'albumine que dans la proportion d'un quart.

Chez les enfants, l'albumine est des plus rares ; on ne l'a rencontrée qu'une fois.

3° *Cas graves.* — Cette étude ne porte que sur les cas suivis de guérison. La moitié de ces individus a eu de l'albumine qui a duré deux jours en moyenne. Chez un malade, elle a duré six jours.

Parmi ceux qui n'ont pas eu d'albumine, un individu est resté anurique pendant six jours. Chez les femmes, on a noté l'albumine dans les deux tiers des cas ; dans deux cas, elle a persisté cinq jours.

En résumé, l'albuminurie est surtout fréquente chez les malades qui ont été anuriques.

C. Glycosurie.

Dans certains cas, nous avons trouvé du sucre dans l'urine (1) ; ce fait d'ailleurs a été rare. Le sucre a coïncidé le plus souvent avec l'albumine ; mais la date d'apparition n'est pas la même ; le plus souvent, c'est après deux à trois jours d'albuminurie que le sucre fait son apparition. On constate cette glycosurie pendant deux à trois jours ; souvent elle persiste, alors que l'albuminurie n'existe plus.

Nous l'avons constatée chez un enfant.

(1) Voir les observations, chapitre vi.

V. SYSTÈME NERVEUX

Du côté du système nerveux, nous n'avons rien constaté de bien spécial. Les crampes légères cédaient vite dans les cas légers ; dans les cas graves, elles ont persisté plus long-temps. Généralisées alors, elles prenaient les bras et les jambes ; certains malades se ramassaient en boule, pendant les crises ; d'autres descendaient de leur lit et essayaient de marcher ; souvent alors ils tombaient à terre.

Mais dans les cas graves, les crampes paraissaient ne plus exister ; en tous cas, les malades n'en avaient plus cons-cience. Couchés sur le dos, cyanosés et froids, sans pouls, ni voix, insensibles aux excitations extérieures, ils restaient dans un état de mort apparente, suivi rapidement d'une ter-minaison fatale.

VI. ALTÉRATIONS DU SANG

L'examen du sang pur révèle surtout cet épaississement du liquide sanguin, qui nous a guidés pour les injections intra-veineuses.

Les piles de globules sont plus nombreuses ; il n'apparaît pas de reticulum de fibrine, en dehors des complications phlegmasiques ; les globules ont seulement une viscosité un peu anormale. Il n'existe pas d'altérations des globules rouges ; on trouve la proportion normale de globules blancs et d'hématoblastes.

Le sang est épaissi, on compte généralement dans les cas graves six millions de globules, au lieu de quatre et demi. On tire de la constatation de cet état, des données précieuses pour l'utilité de la transfusion et la détermination de la quantité de liquide à injecter.

Les altérations chimiques du sang ont été étudiées par

M. Hayem, qui a publié le résultat de ses recherches; nous n'avons donc pas à y insister ici.

VII. ALTÉRATION DE LA VOIX

Pour peu que l'attaque soit accentuée, la voix change. Elle se modifie dans son timbre et dans son intensité; elle diminue de force et perd son éclat. C'est d'abord un simple enrouement dont le malade cherche à se débarrasser par un effort de toux; à un degré de plus, le son devient éraillé, si l'on nous permet cette expression. La force est moindre, le timbre a pris un caractère désagréable à l'oreille. La voix ressemble à celle des individus adonnés aux boissons fortes. Si le cas est plus sérieux encore, la voix est cassée. Le son très faible est altéré aussi dans son timbre. Un pas de plus, nous touchons à l'aphonie, que l'on constate dans les cas graves. Quelquefois c'est un chuchotement faible et confus, que l'oreille approchée de la bouche du malade, ne parvient pas à saisir.

Quand la guérison doit survenir, la voix passe par une succession inverse; mais elle ne récupère pas de suite, son état normal. Elle persiste quelque temps un peu voilée.

VIII. ÉTUDE DE LA TEMPÉRATURE

Malgré les difficultés d'un service aussi chargé, où les malades se renouvelaient rapidement, j'ai pu dans 90 cas avoir des renseignements sur la température des malades.

Toutes les températures ont été prises dans le rectum.

La température doit être étudiée dans les cas légers, moyens et graves.

I. Cas légers.

Au début de la maladie, la température ne baisse pas : puis au moment de la réaction, il y a une légère baisse, qui persiste en général plusieurs jours : le soir, cependant, la température ne dépasse pas 38°.

Les choses se passent ainsi, aussi bien chez les femmes que chez les hommes.

Voici un exemple :

« La nommée Foy Louise, âgée de 39 ans, entre le 29 novembre.

« Elle a été prise la veille à 11 heures du soir de diarrhée, et de coliques. Le matin vers 10 heures, les vomissements et les crampes ont apparu. Elle a continué à uriner.

« Le 20 novembre, le visage est pâle, les yeux sont un peu cernés. La température de la face est un peu abaissée. Le pouls est normal, mais un peu faible ; il n'y a pas de cyanose ; la pression du ventre fait percevoir un peu de gargouillement. L'urine contient un léger nuage d'albumine ; ce qui domine, ce sont les vomissements. Traitement : badigeon phéniqué, à l'épigastre ; glace ; eau de Seltz ; salicylate de Bismuth, 5 grammes.

21. — Va bien ; même traitement.

22. — La diarrhée persiste ; continuer le salicylate.

23. — Pas de diarrhée cette nuit. Salicylate, 3 grammes ; viande crue ; bouillon, potages et lait. Le soir, pouls faible, 72.

24. — Va bien ; une portion.

29. — Exeat. »

19 nov. — T. soir 37°.	25 nov. — T. mat. 37°8; soir 37°8.
20 — T. mat. 37°4; soir 38°.	26 — T. mat. 37°4: soir 37°6.
21 — T. mat. 37°6; soir 38°2.	27 — T. mat. 37°2; soir 37°6.
22 — T. mat. 37°6: soir 37°8.	28 — T. mat. 37°2; soir 37°6.
23 — T. mat. 37°6; soir 38°.	29 — T. mat. 37°2.
24 — T. mat. 37°5: soir 37°8.	

Pendant quatre jours environ, la température du soir atteint 38°; elle n'est tout à fait normale, matin et soir, que le huitième jour.

Souvent enfin la température se tient à la normale, pendant tout le cours de la maladie.

II. Cas moyens.

La température oscille peu; cependant, à l'entrée, il y a dans la moitié des cas environ, un peu de baisse. La température est au-dessous de 37°. Le minimum est alors 36°6; il a été observé deux fois.

Dans l'autre moitié des cas, la température est au-dessus de 37°. Le maximum est 37°8, il a été vu trois fois.

Quand la réaction est *simple*, dans le quart des cas seulement, elle atteint ou dépasse 38°.

Le maximun est 38°8, le minimum 37°1.

Quand la réaction est *typhique*, la température monte au-dessus de 38° dans la moitié des cas.

Le maximum observé a été 39°6 (1 fois) et le minimun 37°3 (1 fois).

En moyenne, dans les cas à réaction simple, c'est un soir, rarement deux soirs de suite, que la température atteint 38°.

Un homme seul, eût pendant 8 jours, 38° et au-dessus, mais son cas moyen approchait de l'état grave, puisque chez lui l'anurie a duré 4 jours.

Dans la réaction typhique il en est de même. Une seule femme qui eut de la manie, présenta 7 jours de fièvre. Le maximum fut 39°6 qui se maintient toute une journée.

III. Cas graves

Voyons d'abord les températures que présentaient les malades, au moment de l'entrée.

a. Parmi les morts on note :

Hommes : 34° ; 37° ; 37°5. Chacune de ces températures 1 fois.

Femmes : 32°3. 1 fois.

      35°2, 1 —

Et 11 fois la température est entre 36° et 37° dont :

36°1	1 fois.
36°4	1 —
36°6	3 —
36°7	1 —
36°8	3 —
36°9	2 —
37°2	1 —

Deux fois seulement, l'algidité périphérique existait avec une température centrale élevée. On a observé 39° et 39°8.

b. Parmi ceux qui ont guéri, on a noté au moment de l'entrée :

Hommes : 36°4 ; 37° ; 37°9 sur 3 cas.

Femmes : la température fut, 8 fois au-dessous de 37° :

35°7	1 fois.
36°4	2 —
36°8	3 —
36°9	2 — dont 1 tombe à 36° avant l'injection intra veineuse.

6 fois au-dessus de 37° :

37°1, 1 fois, tombe à 36°8 avant l'injection.

37°5	2 fois.
37°6	1 —
37°9	1 —
38°	1 —

En résumé, les températures très basses, comme on pouvait le prévoir, sont d'un pronostic fatal ; au-dessous de 36°5, le cas est presque désespéré, puisque dans ces conditions, il n'a survécu qu'un homme et trois femmes.

Remarquons parmi ces dernières, 1 femme qui a guéri après avoir eu la température extrêmement basse, de 35°7.

Nous donnons dans un chapitre spécial les effets de la transfusion sur les températures.

Enfants. — Ils nous offrent les particularités suivantes :

Cas moyens. — La température est à 37°, elle peut exceptionnellement tomber dans le cours de la maladie à 36°4 (1 cas).

La réaction est faible comme chiffre thermique : rarement elle atteint 38° ; une seule fois 38°1, dans une réaction typhique, suivie de mort.

Cas graves. — Ceux qui sont morts avaient à l'entrée, une température normale, ou voisine de la normale : on relève 36°8 (1 fois) ; 37° (1 fois) : 37°9 (1 fois) ; 38°8 (1 fois).

Chez 4 enfants qui ont guéri, la température à l'entrée, est au-dessous de 37° On note : 36°4 ; 36°6 ; 36°7 ; 1 seule fois 37°1.

Enfin tous atteignent, ou dépassent 38° (maximum 38°5) pendant la période de réaction.

Il semble donc, mais nos observations ne sont pas assez nombreuses pour permettre l'affirmation complète, il semble donc, que les températures basses n'entraînent pas chez les enfants, un pronostic aussi désespéré que chez l'adulte.

Si nous résumons ce qui concerne la température dans les cas graves, nous voyons que les températures basses, ont été la règle.

En n'examinant, comme nous l'avons fait jusqu'ici, que la température au moment de l'entrée, nous voyons que sur 36 malades, hommes et femmes, dans les deux tiers des cas, (exactement 23 fois), la température rectale fût au-dessous de 37° (minimum 32°3, maximum 36°9).

Que 10 fois, la température fut entre 37° et 38°, (plusieurs de ces malades se sont refroidis par la suite).

Que 3 fois seulement, avec l'algidité périphérique la température rectale fut au-dessus de 38° (exactement 38°, 38°8. 39°.

Si nous prenons maintenant l'ensemble des malades gravement atteints, au lieu de nous borner à ceux dont on a pris la
température dès le moment de l'entrée, il faut ajouter 14 malades chez lesquels la température n'a été prise qu'après un jour
ou deux de séjour à l'hôpital.

Sur ce nombre : 4 malades sont à 37° et au-dessus (max. 37°4.)

      5 — — entre 36° et 37°.

      4 — — — 35° et 36°.

      1 — est à 34°6.

Rappelons que pour les enfants nous avons :

      4 au-dessous de 37°.

      3 entre 37° et 38°.

      1 au-dessus de 38°.

En résumé, sur l'ensemble des malades, nous avons à :

32° et au-dessus.	1 malade.	
34° —	2	—
35° —	5	—
36° —	29	—
37° —	17	—
38° —	4	—

      Total.... 58 malades qui se décomposent en :

      37 au-dessous de 37°.

      21 au-dessus de 37°

CHAPITRE IV

MARCHE ET FORMES

CONSIDÉRATIONS GÉNÉRALES

La marche de la maladie a présenté des phases diverses.

1° CAS LÉGERS.

Les cas légers considérés à ce point de vue, ne méritent pas de nous arrêter davantage. La suppression de la diarrhée indiquait la fin de l'attaque. Les traits reprenaient vite leur expression, les forces n'étaient pas diminuées, et le retour rapide de l'appétit, marquait le début d'une convalescence, que les malades préféraient achever au dehors. Dans les deux jours qui précédaient la sortie, on constatait quelques fois un peu de faiblesse musculaire et d'anorexie ; celle-ci s'expliquait par l'état saburral de la langue. La marche en somme, était simple, la guérison rapide. Cependant nous avons quelques complications que nous étudierons plus loin.

2° CAS MOYENS ET GRAVES.

a. *Adultes.* — Dans les cas moyens et graves, l'évolution a offert plusieurs variétés.

Quelquefois la réaction a été simple, courte et franche, d'autres fois, le retour à la santé, a été plus long à s'effectuer ; la réaction a été trainante. Ailleurs, soit d'emblée, soit après un certain temps de réaction franche, le malade est tombé dans une prostration accompagnée de symptômes généraux assez accentués pour mériter le nom de réaction typhique.

Mais tous les malades n'ont pas eu la force de faire une réaction.

Un grand nombre d'individus gravement atteints, sont restés dans l'état d'algidité et de cyanose persistantes, où ils étaient déjà lors de leur entrée dans nos salles.

D'autres moins malades au début, sont tombés dans le même état, soit lentement, insidieusement, soit d'une façon tout-à-fait brusque.

Ces aggravations rapides, appartiennent au choléra plus qu'à tout autre maladie.

Tel individu légèrement atteint à la visite du matin, devenait algide dans l'après-midi, et succombait le soir ou la nuit suivante.

b. *Enfants.* — Dans certains cas, chez les enfants, la présence même des phénomènes cérébraux explique la dénomination de réaction pseudo-méningitique, qu'à l'exemple de M. Mesnet nous avons donnée à cette forme.

Comme notre seule ambition est de d'écrire une relation exacte de l'épidémie de Saint-Antoine, nous étudierons les formes en voyant, d'abord, comment on meurt, puis, comment on guérit du choléra.

***

DE LA MORT

FORMES

I. CYANOSE ET ALGIDITÉ PERSISTANTES

La cyanose est accentuée dans cette forme. Le malade présente une teinte bleuâtre de tout le corps, plus marquée cependant au visage et aux extrémités. Les yeux sont enfoncés, entourés d'un cercle noir très accusé ; les lèvres sont violacées; la face prend une teinte terreuse.

Sur les avant-bras et les jambes, la teinte bleuâtre de la peau, se fonce à mesure que l'on s'approche des extrémités. Les mains, les doigts, sont d'un bleu foncé intense, qui s'accentue même encore au niveau des ongles. Par places, sur les côtés du thorax, sur les cuisses, on retrouve des bandes de cyanose très accusée.

La pression de la main fait disparaître un instant la cyanose : la peau prend alors une teinte d'un blanc mat ; puis la coloration revient peu à peu. Elle persiste même après la mort.

L'algidité est facile à constater, en touchant simplement les malades.

Elle est accentuée surtout aux extrémités, puis aux oreilles et au nez qui donnent à la palpation, la sensation du marbre.

L'algidité existait chez une grande partie de nos malades, mais si elle relevait dans le plus grand nombre des cas de la gravité de l'attaque, quelquefois aussi, elle était due au refroidissement extérieur.

Le froid était assez vif à cet époque, et les malades en subissaient les atteintes d'abord chez eux, avant de venir à l'hôpital, puis dans le trajet.

Aussi fallait-il attendre quelques heures, que les boules d'eau chaude, les couvertures dont on enveloppait le malade aient fait disparaître ce refroidissement accidentel, avant de se prononcer sur l'algidité des cholériques.

Mais souvent, ces moyens restaient sans effet. L'algidité était bien alors de cause interne, sous la dépendance de la stase périphérique.

Sous l'influence de cet état grave, la peau était tantôt sèche tantôt collante et visqueuse, couverte d'une sueur froide plus ou moins abondante ; mais toujours l'élasticité était perdue.

Le pli fait à la peau de la face dorsale des mains, de la face interne des cuisses, des parties latérales du thorax, restait soulevé, sans aucune tendance à s'effacer.

Chez ces malades morts en algidité persistante, les symptômes vont toujours s'aggravant. La cyanose augmente, les yeux s'excavent, le nez s'effile, la température baisse jusqu'à 30° degrés dans le rectum (1 cas) ; les malades n'ont même plus la force de vomir : ils sont prostrés dans leur lit, et laissent aller sous eux : puis l'intelligence disparaît, la cornée se sèche, se plisse même dans certains cas, le globe oculaire s'affaisse, et sans secousse, sans convulsion, le malade meurt après avoir présenté pendant les dernières heures de la vie, l'aspect d'un cadavre.

Les individus morts de cette façon sont au nombre de 53 et se divisent en 38 hommes, 20 femmes et 5 enfants.

II. Réaction ébauchée

Toujours les malades après la transfusion ont éprouvé un mieux sensible, mais cet état que nous étudierons avec les phénomènes consécutifs à l'injection intra-veineuse, ne persistait pas dans les cas précédemment étudiés.

D'autre fois, le mieux se prolongeait pendant un temps suffisant pour faire naître des espérances : puis bientôt l'algidité revenant, le malade retombait dans son état premier. Quelques-uns de ces malades ont pu retirer les bénéfices d'une seconde injection intra-veineuse.

Dans cette période de réaction ébauchée, les phénomènes observés, étaient d'abord un retour de la connaissance.

Les malades recouvrent d'abord la voix : la peau reprend sa chaleur dans les parties couvertes, mais les extrémités et la face restent fraiches.

La cyanose diminue principalement sur la face.

La peau devient plus moite. Le malade peut se retourner et se mouvoir dans son lit, il s'intéresse à ce qui se passe autour de lui, il repond mieux et plus facilement aux questions.

La température centrale se maintient au chiffre atteint à la suite de la transfusion ; quelquefois même elle le dépasse un peu.

Le pouls revenu depuis la fin de l'opération devient faible, mais reste perceptible et comptable. La respiration est calme; le malade présente des périodes de repos, pendant lesquelles il sommeille.

On conçoit l'espoir de guérison que peut faire naître un pareil état.

Mais après un temps plus ou moins long, 12 à 24 heures environ, les symptômes favorables diminuent, la tendance à l'algidité s'établit, et malgré les boules d'eau chaude, les injections d'éther, les frictions, le malade revient à son premier état de cyanose et d'algidité, puis succombe.

5 hommes et 6 femmes, ont présenté cette évolution.

En voici un exemple :

La nommée Guillemain Augustine, âgée de 35 ans, couturière, entre le 14 novembre. Le début remonte à hier matin. Il s'est fait brusquement par de la diarrhée, des vomissements, et des crampes violentes dans les jambes. La voix s'est cassée l'après-midi : A la même heure, elle a eu de très violents frissons ; elle a claqué des dents, et il lui a été impossible de se réchauffer. Elle a été apportée à l'hôpital à 5 heures du matin.

État actuel. — Malade chétive, assez maigre. Elle ne tousse pas : elle est même, dit-elle, habituellement bien portante. Jamais elle n'a eu de diarrhée ; elle n'a pas maigri dans ces derniers temps. Elle n'a pas de sueurs la nuit. Elle n'a jamais fait d'excès de boisson, mais elle se nourrit mal, car elle est seule pour élever deux enfants.

Privations, misère et chagrins, voilà quels sont ses antécédents.

Le faciès est altéré, jaunâtre. Les yeux sont très excavés, entourés d'un cercle noir accentué. La malade n'a pas vomi depuis son arrivée. La région épigastrique est très sensible ; la simple palpation donne lieu à une douleur très vive. Le ventre est mat, pâteux ; on perçoit un gargouillement considérable.

6

La diarrhée caractéristique est très abondante. La malade n'urine pas. La peau est froide : elle a perdu complètement son élasticité elle est onctueuse, colle aux doigts. Les mains sont fortement cyanosées, les ongles sont noirs. La cyanose remonte jusqu'au coude. La voix est cassée. La malade ressent des crampes très fortes.

A 2 heures et demie, on injecte 2 litres et demi de la solution chlorurée et sulfatée sodique. On fait une injection d'éther. Avant l'opération, la température rectale, marque 36°6. Le pouls est nul.

Vers le cinquantième coup de pompe, apparition d'un frisson très fort.

La voix revient au 68e coup. A ce moment, la malade éprouve une sensation de poids et de constriction thoraciques. La respiration est alors anxieuse, irrégulière, entrecoupée. Il y a deux inspirations normales et profondes, puis la malade se trouve gênée. Les deux inspirations suivantes sont pénibles, et saccadées. Puis le phénomène recommence.

Au 84e coup de pompe, la respiration devient plus régulière, la malade se sent soulagée ; l'oppression a disparu.

Le pouls, qui est revenu au 26e coup de pompe est encore petit, faible et rapide.

La malade s'endort vers la fin de l'opération.

La température n'a pas varié. Deux injections d'éther.

Le soir, vers 6 heures, nous revoyons la malade ; l'amélioration due à la transfusion s'est maintenue ; elle s'est même accentuée. La malade a chaud. Son pouls est toujours faible, mais il est régulier et bien sensible. Le frisson n'a pas reparu depuis la transfusion. Le sommeil qui a commencé après l'injection a duré une demi-heure. La voix est conservée. Les crampes ont disparu : la diarrhée seule persiste très abondante.

La malade n'urine toujours pas.

Pendant la nuit, hoquet continuel, douleur épigastrique très forte. La malade est reprise de vomissements abondants, puis elle se refroidit. La cyanose revient et elle meurt le matin, avant la visite.

III. Réaction typhique

La réaction typhique peut survenir d'emblée et succéder sans transition à la période algide; d'autres fois, le malade pendant un temps qui varie de quelques heures à 1 ou 2 jours présente une ébauche de réaction, voire même une réaction bonne et franche, avant de tomber dans un état typhique, plus ou moins accentué.

« La nommée Labro Lucie, 45 ans, blanchisseuse, entre le 8 novembre.

Antécédents. — Alcoolisme avoué. Ni tuberculose, ni syphilis.

Début brusque hier soir, par la diarrhée, vomissements et crampes dans la nuit. Voix conservée, mais très enrouée.

État actuel. — Cyanose du visage et des extrémités. Nez froid, yeux très profondément excavés, abattement général. La langue est rouge, très sèche, la soif est vive. Vomissements verdâtres. Douleurs épigastriques.

La diarrhée est abondante, 10-12 selles. Le ventre est mat. On perçoit le gargouillement. La peau est sèche, sans élasticité, froide. La voix est cassée. Pouls nul à la radiale. La température rectale marque 36 6.

On pratique immédiatement la transfusion, 2 litres de la solution sulfatée et chlorurée sodique. Piqûres d'éther, avant et après.

Pendant l'opération, la voix est revenue, la respiration devient plus ample; le pouls réapparaît 120. La température monte à 37°1. Il y a eu un fort frisson. La malade s'est plainte de céphalalgie.

2 heures un quart après l'injection, le pouls marque 100.

La malade est réchauffée, contente. Mais la soif est tou-jours vive et la diarrhée abondante.

Traitement. — Potion : extrait d'opium   0 10 centig.
                         sous nitrate de bismuth 6 grammes
                 Eau albumineuse, tisane alcaline.

Le 10, la langue est sèche et sale. Les yeux sont peu excavés. Le nez n'est pas froid. Mais le malade vomit à chaque mouvement. Elle a eu six selles. Elle n'a pas uriné depuis le 7 novembre. On constate un refroidissement et une cyanose peu accentués des extrémités. La peau du corps est chaude et a repris un peu son élasticité. Le ventre est mat. La voix est un peu revenue. Le pouls est régulier, un peu faible, 98. La température marque 37° 2 le matin, 37° 8 le soir.

Traitement. — Vésicatoire à l'ammoniaque, pansé avec chlorhydrate de morphine 0, 01, sur le creux de l'estomac. Salicylate de bismuth, 5 grammes. Potion de Todd. Tisanes ordinaires.

Le 11, la malade se trouve bien, elle est contente. La peau est chaude : mais la langue est rouge et sale, la soif vive.

Les vomissements ont disparu. La diarrhée est très dimi-nuée, trois selles seulement, et moins liquides. Elle a uriné un peu cette nuit (après trois jours d'anurie). L'urine contient de l'albumine en quantité et un peu de sucre. La voix est complètement revenue. Le pouls est un peu faible, mais régulier, 88. La température : matin 36° 9, soir 37° 5.

Mêmes prescriptions.

Le 12, *réaction typhoïde.* — La malade a eu du délire la nuit, elle a été fort agitée. Actuellement ses paroles sont incohérentes. La prostration est grande. La langue très sèche est sale, noirâtre. La soif est très vive. Pas de vomissements; peu de diarrhée, trois selles seulement. La peau est chaude même aux extrémités. Le pouls est très petit, très difficile à compter. Les battements du cœur sont très faibles. Le ventre est toujours mat et sensible. La voix existe.

Dans les deux bases des poumons, râles sibilants et râles sous crépitants fins mélangés. La température donne : matin 37°6 ; soir 37°·

Traitement. — Salicylate de bismuth 3 grammes. Potion de Todd à 100 grammes de rhum additionnée de 4 grammes d'extrait de quinquina. Eau vineuse.

La température qui s'était maintenue dans la journée, baisse la nuit et tombe à 32° 8. Refroidissement, algidité, cyanose, oppression, disparition du pouls. État grave.

La transfusion est faite la nuit par M. Demelin, interne de garde qui injecte deux litres de la solution sulfatée et chlorurée sodique.

Avant : T. R. 32° 8 ; pouls nul. Après : T. R. 32° 9.

Pas de réaction nette. Le pouls est très faible, même après l'injection. La malade meurt vers trois heures du matin. »

L'alcoolisme prédispose certainement à cette réaction typhique ; mais ce n'est pas là une condition nécessaire.

« Le nommé Wante Désiré, âgé de 25 ans entre le 11 novembre. Cet homme est tuberculeux ; il a eu de la diarrhée prémonitoire ; les crampes, les vomissements se sont montrés il y a trois jours. A l'entrée, il est peu cyanosé, mais l'algidité est complète. La voix est cassée, mais persiste encore un peu. Le pouls radial est insensible.

On lui fait une injection intra veineuse de deux litres dans la nuit du 11 au 12.

Le 12, il vomit beaucoup, mais il a chaud, le pouls est bon.

Le 13, il a même un peu de fièvre ; il n'a plus ni cyanose, ni algidité.

La réaction continue, elle est bonne. Le pouls marque 84. Il est survenu un peu de conjonctivite. Il urine ce matin pour la première fois. Urines un peu rougeâtres contenant de l'albumine en quantité notable. Le soir, le mieux continue ; il va bien ; le pouls est à 100 ; le malade se plaint de hoquet.

Le 14, réaction typhique nette ; il a de la fièvre, le visage est congestionné. La langue est sèche, couverte de fuliginosités, cuite. L'abattement est considérable, la diarrhée s'est supprimée.

Traitement. — Potion de Todd à 60 grammes. 40 ventouses sèches sur la colonne vertébrale. Limonade vineuse. Lait et bouillon.

Le soir, état toujours grave. La prostration est complète. Le malade a perdu connaissance. Le pouls est à 60. Il a cependant uriné un peu.

Le 15, décès le matin avant la visite. »

Dans ce cas, on a pu croire pendant deux jours que le malade était sauvé.

Si la période d'algidité est grave, la période de réaction a ses dangers, et parmi ceux-ci, la réaction typhique doit être placée au premier rang.

Elle est à craindre non-seulement dans les cas graves, mais encore dans les cas moyens ; elle entraîne souvent, là aussi, une terminaison funeste.

En voici un exemple que je donne à cause de sa marche un peu particulière ; c'est un cas de réaction typhique à forme cérébrale, survenue dans le cours d'une attaque moyenne de choléra.

« Landrain Annette, âgée de 62 ans, entrée le 9 novembre : elle est malade depuis deux jours.

Le début a été brusque et s'est fait par de la diarrhée, des crampes et des vomissements. La voix est cassée depuis hier, la malade n'urine pas.

État actuel. — Faciès légèrement cyanosé, œil profondément excavé, nez froid, bouche sèche, soif vive, vomissements abondants, verdâtres. *Ventre* pâteux, diarrhée très abondante. Peau fraiche. Refroidissement léger des extrémités. Anurie complète. Pas de crampes. Pouls petit, faible, mais se compte 84. Température : matin 36° 8 ; soir 36° 9.

Traitement : piqûres d'éther. Potion avec extrait de thébaïque 10 centigrammes ; sous-nitrate de bismuth 6 grammes.

Le 10, faciès abattu, peau chaude, somnolence. Langue sèche, rouge et fuligineuse. Diarrhée moindre, trois à quatre selles. Elle a uriné. Les urines présentent du sucre en abondance. La voix est revenue. Pouls 100. Température : matin 37° ; soir 36° 7..

Le 11 et le 12, même état général. Langue sèche, soif vive. Quatre selles verdâtres. Température : matin 36° 8 ; soir 36° 9.

Le 13, pas de diarrhée, même abattement. Toujours beaucoup de sucre dans les urines.

Le 14, la réaction typhique est à son apogée. Il s'y joint des manifestations cérébrales. Coma profond. Respiration stertoreuse. Contracture du bras droit. Pas de dilatation des pupilles. Langue très sèche, fuligineuse. Deux selles seulement. Elle urine sous elle. L'urine contient toujours du sucre, pas d'albumine. La peau est froide et cyanosée surtout aux extrémités. Le pouls très petit est difficile à compter. Les battements du cœur très faibles s'entendent à peine. Il existe des râles de congestion aux deux bases du poumon. Température rectale : matin 36° 9 ; soir 38°. Morte dans la nuit. »

La proportion des morts dans les cas moyens où s'est montrée la réaction typhique est de 5 sur 13 malades, qui comprennent 8 femmes, et 5 hommes. La proportion est donc de 38 0/0.

Pour les cas graves, la proportion est autrement considérable.

9 femmes sont mortes sur 14 malades, soit 64 0/0.

14 hommes sont morts sur 16 malades, soit 87 5 0/0.

La moyenne générale des cas graves donne donc 76 0/0 de morts à la suite de réaction typhique.

Nous donnerons en étudiant la guérison, l'histoire des individus qui ont survécu.

IV. RÉACTION PSEUDO-MÉNINGITIQUE

M. le docteur Mesnet en 1865 a observé et décrit chez les enfants une forme spéciale, caractérisée par la prédominence des phénomènes cérébraux.

Là encore, la prostration est extrême et l'état typhique accentué.

Mais dans ces cas le petit malade présente un aspect tout spécial.

C'est d'abord une céphalalgie intense, qui se montre dès le début de la réaction. Bientôt celle-ci s'établit: la peau devient chaude, l'enfant a de la fièvre; la cyanose a disparu. Le visage et surtout les pommettes se colorent et présentent des plaques d'un rouge accentué.

La diarrhée se supprime ou diminue considérablement. Elle perd ses caractères typiques, et devient verdâtre: elle se réduit à deux selles en 24 heures.

L'abattement augmente; la langue est petite, rouge aux bords, sèche, couverte de fuliginosités. L'intelligence s'obscurcit; l'enfant fait entendre des plaintes continuelles et pousse des cris quand on le remue dans son lit.

Bientôt le coma s'établit, complet et profond. Alors abandonné dans son lit, le faciès animé, les yeux fermés, bordés d'une sécrétion muco-purulente à demi-desséchée, la respiration haute et rapide, faisant entendre un marmottement continuel, poussant des cris lorsqu'on veut le bouger, plongé enfin dans une torpeur dont rien ne peut le tirer, le petit malade offre bien à un haut degré l'aspect méningitique.

La mort arrive rapidement par asphyxie progressive, sans retour même fugitif de la connaissance : le coma persiste jusqu'à la fin.

Un exemple suffira.

Le petit Morel Louis, âgé de 15 ans est malade depuis le matin. Lors de son entrée à l'hôpital le 9 novembre, le début a été brusque : les vomissements, la diarrhée, et les crampes sont survenus en même temps. Cet enfant est algide et cyanosé ; cependant il peut encore répondre aux questions. Le pouls est absolument insensible. Il a uriné ce matin. A 7 heures du soir on lui injecte 1,500 grammes de la solution sulfatée et chlorurée sodique. On constate une amélioration immédiate.

Le lendemain 10, il est de nouveau algide ; le soir commence la réaction.

Le 11, la réaction s'est accentuée ; la peau est chaude ; le visage animé présente deux plaques rouges au niveau des pommettes. L'enfant se plaint de mal de tête, il est prostré, abattu, somnolent, il répond avec effort aux questions qu'on lui pose A la face interne des genoux et aux coudes, il présente des plaques cyaniques assez foncées, mais dont la coloration s'efface en grande partie par la pression. Les pieds sont toujours algides : pas d'urine.

Le 12, le coma et la résolution sont complets, la respiration est brève et rapide : le faciès offre le même aspect ; les yeux sont à moitié fermés ; le bord des paupières est couvert d'un mucus jaunâtre, épais, à moitié desséché ; les pupilles sont égales des deux côtés et répondent bien à la lumière.

L'enfant pousse des cris, si l'on veut le remuer, il se plaint du reste continuellement. Les plaques des genoux et des coudes sont devenues ecchymotiques.

La pression ne les fait plus disparaître. La langue est sèche rouge, couverte de fuliginosités : cet état persiste jusqu'au lendemain matin.

7

Au moment de la visite la mort est imminente. On entend à distance les râles trachéaux sonores. Le malade meurt vers 9 heures sans avoir repris connaissance.

Sur 6 enfants qui ont présenté cette évolution, nous comptons 5 morts : ce qui donne la proportion de 83 0/0 environ. Encore l'enfant qui a guéri n'a eu qu'une forme atténuée : jamais notamment, n'a perdu connaissance.

DE LA GUÉRISON

CONSIDÉRATIONS GÉNÉRALES

La guérison est la règle dans les cas légers, elle est fréquente dans les cas moyens ; dans les cas graves, elle est l'exception.

Mais elle ne s'effectue pas toujours d'emblée. A côté de la réaction simple, rapide et franche, il faudra voir la réaction traînante, ou pendant plusieurs jours, le mieux est si faible que le malade semble n'avoir plus la force de guérir.

Dans d'autres circonstances, le malade traverse une période de réaction typhique, plus ou moins accentuée.

Cas légers. — La guérison rapide est la plus fréquente : quelquefois il persiste pendant quelques jours un léger état gastrique qui disparaît bientôt.

Sur 28 malades (21 hommes, 5 femmes et 2 enfants), nous avons 2 morts. Ces 2 hommes peu atteints à l'entrée, sont tombés rapidement dans un état grave et ont fini par succomber. L'un était un vieillard de 68 ans, athéromateux et cachectique ; l'autre un jeune homme probablement alcoolique.

Cas moyens. — Sur 18 hommes :

13 fois la réaction a été simple ; nous avons une mort par rechute.

5 fois la réaction typhique est notée ; nous avons 2 décès, (2 alcooliques).

Sur 21 femmes :

13 fois la réaction a été bonne et la guérison rapide.

1 fois la réaction a été trainante.

8 fois la réaction a été typhique et a donné 3 morts. (Ces 3 morts comprennent une vieille femme, une autre atteinte de cancer de l'utérus, et une jeune femme).

Sur 8 enfants :

6 fois la réaction a été simple et la guérison rapide.

2 fois on note la réaction typhoïde, qui donne une mort.

La mortalité générale est donc de 14,80 0/0 dans les cas moyens (15 0/0 en chiffres ronds).

Si nous considérons à part les cas à réaction typhique, elle s'élève à 40 0/0. C'est dire la gravité de cette forme.

Cas graves. — Chez les hommes nous n'avons eu que 8 guérisons qui se divisent en :

        3 réactions simples.

        3 réactions trainantes.

        2 réactions un peu typhiques.

Chez les femmes, sur 15 guérisons on compte :

        10 réactions simples.

        1 réaction trainante.

        4 réactions typhoïdes.

Chez les enfants, sur 4 guérisons on a noté :

        1 réaction simple.

        2 réactions trainantes.

        1 réaction légèrement méningitique.

Ce qui donne comme proportion de guérison :

Pour les hommes ... . 12 0/0.
Pour les femmes............. .. 27 0/0.
Pour les enfants................ 30 0/0.

Et comme proportion générale de guérison des cas graves, 23 0/0.

C'est le moment de faire remarquer que tous ces malades ont été transfusés. Aucun malade grave n'a guéri en dehors de l'injection intra-veineuse. Sans oser dire qu'ils n'auraient pas guéri sans cette opération, nous pouvons en passant constater le fait.

Nous allons étudier la réaction simple et la réaction trainante qui n'ont pas encore été décrites : puis nous dirons quelques mots de ce que fut la réaction typhique chez les gens qui ont survécu.

I. Réaction simple

C'est une des choses les plus remarquables que de voir la rapidité avec laquelle s'établit la guérison dans les cas favorables.

Tel individu algide, cyanosé, sans pouls ni voix, en mort imminente, est retrouvé le lendemain dans un état voisin de la santé. La voix réapparait, le pouls est bon, la peau est chaude, les forces sont revenues et le malade, heureux de se sentir revivre, réclame énergiquement à manger.

Peu de maladies offrent un contraste aussi rapide et aussi grand. Peut-être les injections intra-veineuses n'ont pas été étrangères à cette brièveté de la convalescence.

En voici un exemple :

« Le nommé Hagnais, âgé de 15 ans, tuberculeux à la 3ᵉ période, entre le 9 novembre.

« Il est malade depuis la veille au soir; le début s'est fait brusquement, par la diarrhée, les vomissements et les crampes.

« A l'entrée, le faciès est tiré : les yeux excavés sont entourés d'un cercle noir. La voix est cassée ; le corps très maigre, est moyennement cyanosé : mais les extrémités sont froides et bleuâtres. La peau a perdu son élasticité.

« La langue est sale, la soif vive, l'anorexie est complète. Le malade, en notre présence, a des vomissements riziformes. La diarrhée est abondante, les crampes sont douloureuses et fréquentes. Le ventre présente du gargouillement à la pression, il est mat et rétracté. Le pouls est filiforme, à peine sensible, absolument incomptable.

« Le malade tousse tous les hivers ; il présente de la matité sous la clavicule droite ; on entend du gargouillement, il existe une caverne à ce niveau.

Traitement : Piqûres d'éther.

Potion : Laudanum............ XX gouttes.
              S. n. de Bismuth...... 6 grammes.

« A 4 heures du soir, l'état s'aggrave encore, le pouls ne se sent plus. M. Alexandre, interne provisoire, fait une injection de 1.500 grammes de la solution sulfatée et chlorurée sodique. Immédiatement après, le malade vomit ; on constate que le pouls est bon, survient alors un frisson.

« Le 10, la réaction est bonne et l'état général très satisfaisant.

« Le 11, il a un peu de fièvre. Pas de vomissements.

« Le 12, la fièvre est tombée ; pas de diarrhée depuis la veille. Le malade a faim, on lui donne une portion d'aliments.

« Le 13, c'est-à-dire le quatrième jour après l'injection, il entre en convalescence ; il urine depuis la veille. Pas d'albumine ni de sucre dans l'urine.

« Le 14, il se lève. Il part le 20, parce que la plaie du bras n'était pas encore complètement cicatrisée. »

Le cas précédent est remarquable à plus d'un titre. La constatation d'une tuberculose avancée chez un individu aussi gravement atteint, pouvait faire considérer le cas comme désespéré. Cependant, malgré ces circonstances défavorables, la guérison a été rapide, après une réaction franche.

Les femmes nous donnent des exemples pareils.

« Bonneau Henriette, âgée de 17 ans, entre à l'hôpital dans l'état le plus grave. Elle est souffrante depuis la veille au soir. Le début s'est fait par des vomissements et de la diarrhée.

« Le faciès est cyanosé, les yeux très excavés sont entourés d'un cercle noir très prononcé. La langue est sèche et sale, la soif vive. Les vomissements sont fréquents, elle vomit plusieurs fois pendant l'examen. La diarrhée est abondante, blanchâtre, contenant des grains riziformes. Le ventre est rétracté, mat, sensible à la pression ; on y perçoit le gargouillement. Pas d'urine depuis le matin.

« La voix est cassée. Les extrémités froides, bleuâtres, sont très altérées. La peau est sèche ; elle a perdu complètement son élasticité. Le pouls est très faible, ne se sent que très difficilement ; il est incomptable.

« A 11 heures du matin, le pouls est insensible, la température rectale marque 35°7. Un médecin étranger me conseille d'abandonner ce cadavre. Je fais cependant l'injection intra-veineuse (deux litres de la solution sulfatée et chlorurée sodique.) Le liquide est injecté à la température de 38°8.

« Après l'injection, le pouls revenu, est à 112. La malade cause et se sent bien. Ce n'est que 20 minutes après l'injection que commence le frisson. Il ne se produit pas de vomissements. La respiration est ample et profonde. La malade se plaint d'un peu de céphalalgie.

Traitement : Oxygène, thé au rhum, tisanes ordinaires.

Potion : Laudanum.............. XX gouttes.

       Bismuth................ 6 grammes.

« A 2 heures, le pouls est à 120, le frisson a cessé.

« A 5 heures, le pouls est un peu plus faible, 115.

« Elle a eu des coliques toute la journée : cinq ou six selles et deux ou trois vomissements. Pas de crampes.

« Le 10 novembre, elle a reposé la nuit, l'état général est satisfaisant : elle urine le matin à 10 heures. Rien dans les urines. Pouls 100, régulier. T. R. matin 37' ; soir, 37°5.

« Le 11, la peau est chaude, le faciès bon. La langue est humide. Les vomissements sont arrêtés, elle n'a eu qu'une selle, elle a un peu d'appétit. Le ventre est sonore, souple, indolore. Le pouls est petit, faible, 100. La température rectale marque : matin 37°5 ; soir 37°7.

« Le 13, état général excellent, mais trois selles. On prescrit : salicylate de bismuth, 4 grammes ; continuer les bouillons, potages et lait ; pouls 92. T. R., matin 37°, soir 37°4.

« Le 14, une seule selle ; rougeurs érythémateuses de la face sous forme d'un pointillé granité. Elle a très faim : une demi-portion.

« Le 15, on supprime le salicylate de bismuth. Le 16, exeat. »

Il nous paraît inutile de donner d'autres exemples. Chez les enfants, l'évolution a été la même : soudaineté de l'attaque qui devient rapidement grave, réaction bonne, commencée et assurée par l'injection, rapidité de la guérison. Voilà ce qui caractérise ces cas graves à réaction simple.

Les cas moyens fournissent aussi des réactions simples et rapides. Mais la gravité étant moindre, les différences entre la période d'état et la période de réaction sont moins tranchées. Nous n'insisterons donc pas. Un homme cependant, alcoolique il est vrai, après avoir eu trois jours une réaction simple, est retombé alors qu'on pouvait le considérer comme guéri : il a succombé.

II. Réaction traînante

Dans d'autres circonstances la convalescence est longue à s'établir, la guérison est retardée. Les symptômes graves ont disparu, mais le malade reste abattu sans force : les fonctions sont languissantes. L'appétit revient difficilement, la voix est faible, entrecoupée : un rien le fatigue : c'est un effort pénible pour lui, que de prendre son verre ou de se retourner dans son lit : tout indique qu'il sort d'une maladie grave.

Ce n'est qu'après plusieurs jours de cet état où tout pronostic est suspendu, que le patient entre définitivement dans la voie de la convalescence.

Un exemple suffira :

« La nommée Dalmare Jeanne, âgée de 39 ans, entre le 20 novembre au pavillon Moïana.

Le début remonte à l'avant-veille, il a été brusque. Les crampes, les vomissements, la diarrhée persistent depuis lors. La voix s'est cassée le deuxième jour.

Cette femme est chétive, maigre, très faiblement constituée.

La peau est froide, elle a perdu son élasticité. Les yeux sont excavés.

La cyanose est peu prononcée : c'est l'algidité qui domine. La langue est sale, la soif vive. Le ventre est plat, rétracté, douloureux à la pression. Le pouls radial est absolument insensible. Les battements du cœur sont très faibles. La malade ne parle qu'à voix basse et très difficilement. Rien dans les poumons.

A 11 heures du matin, injection de deux litres du liquide sulfaté et chloruré sodique.

Le pouls apparaît, puis se relève ; il marque 112 à la fin. La voix revient, mais le frisson est très faible. La température reste stationnaire à 37°4.

Le soir, à 2 heures et demie, la malade est froide. Algidité
plus accusée aux extrémités. Cyanose des mains. L'abattement est grand ; le pouls radial est de nouveau insensible.

On fait une seconde injection de deux litres de la même
solution.

La température baisse un peu, de 37°5 à 37°3. Le pouls
reste petit et rapide, 104.

La malade s'endort pendant l'opération. Le frisson est plus
accusé.

Le 21, la malade est réchauffée, mais elle est abattue. Le
pouls est peu sensible. Les vomissements continuent. On
prescrit un badigeon phéniqué sur l'épigastre, et cinq grammes de salicylate de bismuth.

Le 22, même état, soif vive. Les vomissements continuent.
On ordonne des inhalations d'oxygène, de la glace et de
l'eau de seltz. Le pouls est à 88.

Le 23, encore des vomissements ; même abattement, la
malade se plaint ; le pouls est faible, 72. Nouveau badigeon
phéniqué.

Potion : Rhum.................. 60
            Citrate de caféine....... 0,20

Le 24, pas de vomissements. Moins de coliques ; anoréxie
toujours complète, même faiblesse générale ; depuis quelques
jours, elle ne fait que dire qu'elle va mourir. On prescrit un
bain. Le pouls est meilleur 60.

Le 25, même état, même prescription.

Le 27, va un peu mieux.

Le 28, un bain.

Le 30, l'état général est un peu meilleur ; la faiblesse est
encore grande, la malade refuse toujours de prendre autre
chose qu'un peu de lait et de bouillon.

Le 3 décembre, la diarrhée persiste toujours. La soif est
vive. Continuer le salicylate de bismuth, 4 gr.

Le 5, pas de diarrhée, la malade est mieux.

Le 6, elle veut bien essayer de manger un peu de viande.

Les jours suivants, l'état s'améliore. Le 10, elle prend 2 portions et se lève un peu dans la journée.

Le 12, elle demande à partir. Elle est encore un peu faible, mais elle part dans un asile spécialement installé pour la convalescence des cholériques.

Pendant 10 jours, cette malade a donc été dans un état de faiblesse accentuée. Pâle, maigre comme elle était, sans force, se plaignant sans cesse, disant toujours qu'elle allait mourir, il était impossible de porter un pronostic quelconque sur son compte.

Elle a bénéficié de l'installation confortable du pavillon Moïana où grâce à un personnel nombreux, pour un nombre de malades relativement restreint, on a pu sans cesse s'occuper d'elle, lui faire boire son lait et ses potions, lui faire respirer son oxygène, la changer fréquemment de draps et de linge, enfin lui faire prendre des bains.

Si cette malade avait été prise plus tôt et placée dans des barraquements mal clos et mal chauffés, alors qu'il n'y avait qu'une infirmière pour toutes les femmes, elle eut infailliblement succombé.

Les hommes, les femmes et les enfants après avoir présenté des cas moyens ou graves, nous ont donné des exemples de cette réaction traînante. Quelques-uns ont succombé sans avoir éprouvé de nouveaux symptômes cholériques. Ils ont langui plusieurs jours, refusant toute nourriture, s'affaiblissant peu à peu : ils ont fini par mourir.

III. RÉACTION TYPHIQUE

Il est facile de concevoir à priori, comment un malade, après avoir été plus ou moins prostré, après avoir présenté une langue sèche et rôtie, couverte de fuligosités, après avoir en un mot offert tous les symptômes caractéristiques de l'état typhique, peut, par une disparition successive de ces signes, par un retour graduel des forces, arriver à la guérison.

Nous donnerons simplement l'exemple suivant, parce qu'il montre que l'injection intra-veineuse, faite au moment où l'état typhique est complet, alors que le malade est désespéré, peut mettre fin à l'adynamie et asurer une convalescence rapide et bonne.

« La nommée Saudé Esthel, âgée de 31 ans, baigneuse, ne présente d'autres antécédents que des douleurs dans le ventre qui remontent à deux mois, date de son dernier accouchement.

Le début s'est fait brusquement hier soir, 14 novembre, par la diarrhée, les vomissements et les crampes. La voix a été conservée. La malade a eu des frissons, mais ne s'est pas refroidie.

A l'entrée, la malade qui vient d'elle-même à l'hôpital est très abattue, les traits sont tirés, fatigués ; le visage a une teinte jaunâtre ; les yeux très excavés sont bordés d'un cercle noirâtre très large. Les conjonctives sont légèrement ictériques. Le nez n'est pas froid ; sur les lèvres, et principalement sur la lèvre inférieure, se trouvent des vésicules d'herpès.

La langue est très sèche et très rouge. La soif est vive, la voix est éraillée mais conservée. Pas de vomissements, mais il existe une douleur forte au creux de l'estomac. Le ventre est mat, rétracté : on y trouve le gargouillement ; la diarrhée est très abondante. La malade urine mais en très petite quantité. L'urine épaisse, contient beaucoup d'albumine, pas de sucre. Il n'y a pas d'algidité, les extrémités sont cyanosées. La peau a cependant perdu en partie son élasticité ; elle est un peu visqueuse.

Le pouls reste bon, il est régulier, calme 84. La température rectale marque : matin, 37°1 ; soir, 37°2.

Les battements du cœur sont bien frappés, normaux.

Traitement : piqûres d'éther, salicylate de bismuth, 6 gr. Eau albumineuse. Tisane alcaline.

Le 16, la peau est chaude, les extrémités ne sont plus cyanosées ; mais la malade est très abattue. La langue blanche à la base est très rouge à la pointe. La diarrhée reste très abondante. La voix est enrouée. Pas de nouvelles crampes. Très petite quantité d'urine, qui contient beaucoup d'albumine et un peu de sucre. Le pouls reste bon, 96. La température est : matin 37°5 ; soir 37°7.

Continuer le traitement. Ajouter glace, oxygène, potion de Todd.

Le 17, l'abattement a encore fait des progrès. La peau cependant est chaude et bonne, mais la malade se trouve moins bien encore que la veille. La langue est très rouge. Les vomissements verdâtres, puis roussâtres, persistent. La diarrhée est toujours très abondante. Seul le pouls reste régulier, bien frappé et marque 92.

M. Hayem me recommande de surveiller la malade, et si le pouls faiblit, de l'injecter.

Même traitement : Un vésicatoire à l'ammoniaque sur le creux épigastrique.

18 novembre. Cette nuit à 4 h. 1/2, la température étant à 36°8 et le pouls absolument nul, on injecte 2 litres de la solution ordinaire. La température monte d'un demi degré à 37°3. Le pouls revient d'abord faible, puis bon et régulier ; il reste rapide, 104.

Le frisson qui commence dès le vingt-cinquième coup de pompe, s'accentue et devient très fort dans le cours de l'opération. La cyanose de la face et des extrémités a disparu.

La voix est revenue, et la malade accuse une sensation de bien-être.

Au moment de la visite, 8 h. 1/2, la peau est chaude, le faciès bon, pas d'abattement. La langue est humide, les vomissements ont disparu. La diarrhée persiste, 5 selles. La soif est toujours vive ; la voix est bonne ; la malade n'a pas uriné. Le pouls marque 98. La température est : matin, 37°5 ; soir, 37°8. Continuer le traitement.

Le 19, le faciès est bon, la malade est gaie, la peau est chaude, la respiration ample, la nuit a été calme : elle a

dormi. La diarrhée continue, 4 selles; enfin, elle a uriné.
Urines abondantes contenant un léger nuage d'albumine ; pas
de sucre. La température marque : matin, 37°7 ; soir, 37°8.

Traitement : salicylate de bismuth, 4 gr. Pot. de Todd avec
extrait de quinquina, 4 gr.

Le 20, elle va tout à-fait bien ; elle n'a plus de diarrhée. Il
est apparu un très léger érythème de la face. L'urine ne contient plus qu'un très faible nuage d'albumine. On permet une
demi-portion d'aliments. Température : matin, 37°2; soir, 37°6.

Continuer le traitement, en supprimant le salicylate de
bismuth.

Le 20, le bon état général continue. Desquamation furfuracée
de l'érythème, qui était surtout apparent sur le nez.

Le 22, elle se lève.

Le 24 novembre, elle part en convalescence.

C'est au moment où l'adynamie est à son apogée que l'injection se trouve indiquée par la cyanose, l'algidité et l'absence
du pouls, et qu'elle est le point de départ d'une réaction
franche, et d'un retour rapide des forces, puisque quelques
heures après l'opération, l'abattement a définitivement disparu.

CHAPITRE V

COMPLICATIONS

Pour qu'elles se montrent, il faut que l'attaque soit assez forte. Les complications appartiennent aux cas moyens ou graves.

Le relevé des cas légers nous donne :

1° Un cas d'ictère léger, chez un homme qui présente une teinte jaunâtre de la peau et une coloration subictérique des conjonctives.

Cet individu reste 5 jours à l'hôpital, et déjà la jaunisse a disparu.

2° Un cas d'engorgement des seins chez une femme, qui avait dû supprimer brusquement l'allaitement en entrant à l'hôpital.

Il n'y a pas eu d'abcès.

3° Un cas enfin de conjonctivite légère chez un enfant.

Si nous considérons maintenant les cas moyens et graves, nous verrons qu'il est survenu des complications variées, pendant l'épidémie cholérique de 1884.

TABLEAU DES COMPLICATIONS

<table>
<tr>
<th rowspan="4"></th>
<th colspan="6">CAS MOYENS</th>
<th colspan="11">CAS GRAVES</th>
<th colspan="3" rowspan="3">TOTAL</th>
</tr>
<tr>
<th colspan="2" rowspan="2">HOMMES</th>
<th colspan="2" rowspan="2">FEMMES</th>
<th colspan="2" rowspan="2">ENFANTS</th>
<th colspan="4">HOMMES</th>
<th colspan="4">FEMMES</th>
<th colspan="3" rowspan="2">ENFANTS</th>
</tr>
<tr>
<th colspan="2">MORTS</th>
<th colspan="2">GUÉRIS</th>
<th colspan="2">MORTES</th>
<th colspan="2">GUÉRIES</th>
</tr>
<tr>
<th>Réaction simple</th><th>Réaction typhiq.</th>
<th>Réaction simple</th><th>Réaction typhiq.</th>
<th>Réaction simple</th><th>Réaction typhiq.</th>
<th>Pas de réaction</th><th>Réaction typhiq.</th>
<th>Réaction simple</th><th>Réaction typhiq.</th>
<th>Pas de réaction</th><th>Réaction typhiq.</th>
<th>Réaction simple</th><th>Réaction typhiq.</th>
<th>Pas de réaction</th><th>Réaction typhiq.</th><th>Guéris</th>
<th>Cas moyens</th><th>Cas graves</th><th>TOTAL GÉNÉRAL</th>
</tr>
<tr><th>Bronchite</th><td>1</td><td>1</td><td>3</td><td>2</td><td>2</td><td>1</td><td></td><td>3</td><td></td><td>1</td><td>1</td><td>4</td><td>1</td><td>1</td><td>1</td><td></td><td>1</td><td>10</td><td>13</td><td>23</td></tr>
<tr><th>Eruptions</th><td></td><td>1</td><td>1</td><td>4</td><td></td><td></td><td></td><td>4</td><td></td><td>1</td><td></td><td>3</td><td>8</td><td>3</td><td></td><td>1</td><td>2</td><td>6</td><td>22</td><td>28</td></tr>
<tr><th>Herpès</th><td></td><td></td><td>2</td><td></td><td></td><td></td><td></td><td></td><td></td><td></td><td></td><td>3</td><td></td><td>1</td><td></td><td></td><td></td><td>2</td><td>4</td><td>6</td></tr>
<tr><th>Angine</th><td>1</td><td></td><td>1</td><td></td><td></td><td></td><td></td><td></td><td></td><td></td><td></td><td>1</td><td>1</td><td>1</td><td></td><td></td><td></td><td>2</td><td>3</td><td>5</td></tr>
<tr><th>Hémorragies — Hématurie</th><td>1</td><td></td><td></td><td></td><td></td><td></td><td></td><td>1</td><td></td><td></td><td></td><td>2</td><td></td><td></td><td></td><td></td><td></td><td>1</td><td>3</td><td>4</td></tr>
<tr><th>Hémorragies — Mélena</th><td></td><td></td><td></td><td></td><td></td><td></td><td>2</td><td>2</td><td></td><td></td><td>2</td><td></td><td>1</td><td></td><td></td><td></td><td></td><td>0</td><td>7</td><td>7</td></tr>
<tr><th>Hémorragies — Hémorrh. utér.</th><td></td><td></td><td></td><td>1</td><td></td><td></td><td></td><td></td><td></td><td></td><td></td><td></td><td>1</td><td></td><td></td><td></td><td></td><td>1</td><td>1</td><td>2</td></tr>
<tr><th>Hémorragies — Gastrorrhagie</th><td></td><td></td><td></td><td></td><td></td><td></td><td></td><td></td><td></td><td></td><td></td><td></td><td>1</td><td></td><td></td><td></td><td></td><td>0</td><td>1</td><td>1</td></tr>
<tr><th>Syst. nerveux — Céphalalgie</th><td>1</td><td></td><td>2</td><td></td><td></td><td></td><td></td><td></td><td></td><td></td><td></td><td></td><td>1</td><td></td><td></td><td></td><td></td><td>3</td><td>1</td><td>4</td></tr>
<tr><th>Syst. nerveux — Délire</th><td></td><td>2</td><td></td><td></td><td></td><td></td><td>2</td><td>3</td><td></td><td></td><td></td><td>1</td><td></td><td></td><td></td><td></td><td></td><td>2</td><td>6</td><td>8</td></tr>
<tr><th>Syst. nerveux — Coma</th><td></td><td></td><td></td><td></td><td></td><td></td><td></td><td></td><td></td><td></td><td></td><td>1</td><td></td><td>1</td><td>1</td><td></td><td>3</td><td>0</td><td>6</td><td>6</td></tr>
<tr><th>Syst. nerveux — Manie</th><td></td><td></td><td>1</td><td></td><td></td><td></td><td></td><td></td><td></td><td></td><td></td><td></td><td></td><td>1</td><td></td><td></td><td></td><td>1</td><td>1</td><td>2</td></tr>
<tr><th>Syst. nerveux — Tétanie</th><td></td><td></td><td>1</td><td></td><td></td><td></td><td></td><td></td><td></td><td></td><td></td><td>1</td><td>1</td><td></td><td></td><td></td><td></td><td>1</td><td>2</td><td>3</td></tr>
<tr><th>Syncope</th><td></td><td></td><td>1</td><td></td><td></td><td></td><td></td><td></td><td></td><td></td><td></td><td>2</td><td></td><td></td><td></td><td></td><td></td><td>1</td><td>2</td><td>3</td></tr>
<tr><th>Conjonctivite</th><td></td><td>1</td><td>1</td><td></td><td></td><td></td><td></td><td>1</td><td></td><td></td><td>1</td><td>2</td><td>2</td><td></td><td></td><td></td><td></td><td>2</td><td>6</td><td>8</td></tr>
<tr><th>Ictère</th><td></td><td></td><td></td><td></td><td></td><td></td><td></td><td>1</td><td></td><td></td><td>1</td><td></td><td></td><td></td><td></td><td></td><td></td><td>0</td><td>2</td><td>2</td></tr>
</table>

Certaines de ces complications nécessitent de nous arrêter un instant.

---

§ I. BRONCHITE

La fréquence de cette complication frappe tout d'abord l'esprit.

En envisageant ensemble sous ce point de vue les cas moyens et les cas graves, on voit qu'elle se montre dans plus de 12 0 0 des cas.

Il est bon de rappeler ici notre installation défectueuse, nos pavillons mal clos, où malgré les poêles, un froid vif, se faisait sentir.

Il est difficile de faire la part due à ces conditions : cependant nous pouvons dire que dans le pavillon Moïana la bronchite fut une complication rare.

La bronchite s'est montrée dans deux séries de faits bien différent s.

Tantôt, peu intense, localisée en certains points du poumon, n'entraînant pas de phénomènes généraux, elle n'a eu d'autres résultats que de retarder un peu la convalescence. Tantôt au contraire, généralisée, intense, elle accompagnait la réaction typhique dont elle aggravait le pronostic.

Dans la hauteur des deux poumons, on percevait des râles sonores, ronflants et sibilants, mêlés de râles sous crépitants : la respiration était brève, rapide, haletante. De cette complication résultait une augmentation considérable de la cyanose ; le corps entier tendait à prendre une coloration bleu foncée ; sur le fond rouge de la face se montraient des plaques cyaniques ; les lèvres devenaient violacées, et le malade ne tardait pas à succomber.

La bronchite généralisée, intense, nous a toujours paru

une contre indication à la transfusion : elle nous a semblé plus fréquente chez les alcooliques.

----

§ II. ÉRUPTIONS

Les éruptions dans le cours du choléra ont été signalées dans les précédentes épidémies. Dès l'épidémie de 1832, on note les formes multiples que peut revêtir l'éruption.

En 1884, nous avons assisté à des faits semblables.

Enfin, sur le même malade, nous avons constaté plusieurs fois des manifestations cutanées, dissemblables.

Nous aurons à étudier l'érythème scarlatiniforme, qui a été le plus fréquent, l'érythème morbiliforme, l'érythème papuleux : ailleurs, nous avons vu des taches lenticulaires rosées, ressemblant à celles de la fièvre typhoïde au point de faire suspendre le diagnostic pendant 2 à 3 jours.

D'autres fois, se montraient des plaques cyaniques, prenant rapidement les caractères purpuriques.

Chez certains malades, il se développa des pustules d'ecthyma ; chez d'autres, apparurent des plaques recouvertes de croûtes jaunâtres, au-dessous desquelles on voyait soudre un liquide transparent. L'aspect de ces plaques était celui de l'eczéma.

Plus rarement enfin, nous avons vu des miliaires sudorales.

Dans certains cas, accompagnant les manifestations cutanées, nous avons noté des déterminations buccales et pharyngées. Elles ont offert aussi une certaine variété : depuis la simple rougeur, jusqu'à l'apparition d'un piqueté granité, et de plaques diphthéroïdes, qui se sont reproduites avec une certaine ténacité : souvent enfin, par suite de la desquamation épithéliale, la langue prenait l'aspect frambroisé, spécial à la scarlatine.

Même variété dans l'intensité, la durée, le siège, l'abondance de l'éruption.

La manifestation cutanée, la plus fréquente de beaucoup, a été l'érythème scarlatiniforme.

I. ÉRYTHÈME SCARLATINIFORME

Le plus souvent, il s'est montré localisé à la face.

Dans certains cas, le nez seul était pris ; fréquemment il s'est étendu aux joues et au front.

Quand l'éruption est à son maximum, la peau prend une teinte pouvant aller jusqu'au rouge vif : les bords forment une limite tranchée qui sépare l'érythème de la peau saine : plus tard, quand l'éruption pâlit, cette démarcation s'atténue : les téguments sont lisses et ne forment pas de saillie : la peau à ce niveau est chaude, la pression fait disparaître la rougeur qui revient instantanément ; elle est le siège d'une démangeaison variant avec les individus. Tantôt accentuée, elle, pousse le malade à se gratter, souvent il n'existe qu'une sensation de tension et de chaleur.

La coloration est surtout accusée sur le nez, elle s'arrête quelquefois à la base de cet organe : d'autres fois elle envahit la partie avoisinante du front et s'étend en largeur au-dessous des sourcils ; le nez peut être seul pris, mais il l'est toujours dans les cas où l'érythème siège sur les pommettes. La coloration est ici d'intensité variable, le plus souvent cependant la teinte est moins vive que sur le nez : il peut exister une disposition inverse.

L'évolution de l'érythème dans les cas où il est localisé à la face, présente les phases suivantes : il faut compter un jour pour le début, deux jours d'état, puis un jour de déclin ; le cinquième jour, dans les cas où la détermination cutanée a été intense, on voit encore une légère teinte de la peau ; le lendemain, la coloration est normale.

Quelquefois, l'évolution est plus rapide ; dès le troisième jour, tout a disparu.

La desquamation est variable dans son apparition : elle est un phénomène constant. Dès le second jour quelquefois, du deuxième au quatrième jour le plus souvent, elle se montre sous forme de petites lamelles épidermiques furfuracées dont la couleur blanche tranche sur le fond encore rosé de la peau et donne à la face l'aspect « enfariné » bien connu de la fin de la scarlatine.

Elle est surtout accentuée dans les points où la coloration a été la plus vive, sur le nez notamment et sur les pommettes.

A mesure que l'érythème pâlit, s'efface la sensation de chaleur et de tension dont se plaignent quelques malades ; dans ces cas rares, nous avons trouvé un très léger gonflement des parties.

L'éruption peut être localisée à la face ; elle peut, mais beaucoup plus rarement, n'envahir que les membres et respecter la face ; dans certains cas enfin, la face, le tronc, les membres eux-mêmes sont pris, l'érythème est dit généralisé.

Dans ces différents points, il peut être discret, cohérent ou confluent. Nous avons des exemples de toutes ces variétés.

La localisation exclusive à la face est la plus fréquente : nous l'avons rencontrée 12 fois sur 17 cas d'érythème scarlatiniforme ; quelquefois enfin, comme dans la scarlatine d'ailleurs, il existe sur un fond rouge uniforme de petites saillies qui donnent à la peau l'aspect chagriné.

Rarement nous avons constaté un érythème sur le corps, sans que la face fût prise. Cependant pour l'érythème scarlatiniforme, nous pouvons citer une femme qui eut, pendant 24 heures, une éruption pâle et fugace, localisée au cou et à la partie supérieure du thorax.

L'absence d'éruption faciale est expressément notée dans cette observation.

Le plus souvent, quand l'éruption doit se généraliser, c'est par la face que se fait le début, nous en donnerons des exemples. Quelquefois la face est prise en dernier.

« Le quatrième jour d'une réaction franche, se montre, sur les bras d'une femme transfusée, une éruption érythémateuse disséminée par plaques de la grandeur d'une pièce de 50 centimes et d'une coloration rouge foncé. Il n'existe aucune démangeaison ; la face est indemne.

« Le soir, le visage est un peu rouge. Le deuxième jour, apparait sur le nez et sur les joues un érythème présentant l'aspect d'un piqueté scarlatiniforme ; la rougeur est accentuée, la peau est un peu chaude: pas de phénomènes subjectifs ; déjà sur les bords de l'érythème, on voit se soulever des petites lamelles épidermiques.

« Le troisième jour, l'éruption pâlit : la desquamation s'accentue, la malade se plaint de quelques douleurs dans les membres.

« Le quatrième jour, la face a repris sa coloration normale, la desquamation seule persiste. »

Le plus souvent, avons-nous dit, le début se fait par la face ; c'est après 24 à 36 heures, que les plaques érythémateuses apparaissent sur le corps. Mais il se produit assez souvent des poussées successives, de sorte que la durée totale de l'éruption est augmentée.

Voici un des plus beaux exemples que nous ayons eus d'érythème généralisé :

Chez cette femme, c'est le sixième jour d'une réaction typhoïde qu'apparait l'érythème. Sur le front, le nez et les deux pommettes on constata des plaques d'un rouge violacé, présentant de légères saillies, qui donnaient à la peau un aspect chagriné. Il existait en ces points une démangeaison assez vive.

Le deuxième jour, la coloration de l'érythème s'est encore accentuée ; sa localisation reste la même, cependant on trouve quelques plaques rosées sur le thorax.

Le troisième jour même état, l'éruption reste localisée à la face ; mais de plus le pharynx est pris : il existe de la rougeur et du gonflement au fond de la gorge.

Le quatrième jour, l'érythème s'est généralisé.

Il a envahi, par place, la poitrine et les membres supérieurs et inférieurs.

Le cou et toute la poitrine, jusqu'aux seins, sont le siège d'un érythème qui forme un véritable collier. Sa couleur est d'un rouge très foncé ; en aucun point il n'existe de vésicules ; c'est un érythème lisse, disparaissant en partie par la pression et formant un très léger relief.

La même éruption, avec les mêmes caractères, existe au niveau des articulations radio-carpiennes ; la peau est très chaude en ce point et un peu gonflée. Aux bras, on trouve cinq à six plaques, très disséminées, de la grandeur d'une pièce de deux francs. Sur les jambes, l'éruption présente la même disposition : elle est seulement beaucoup plus confluente autour des genoux et surtout à la face interne de ces articulations.

Le cinquième jour, l'éruption a encore augmenté, notablement sur les jambes où elle est confluente par places, un peu seulement sur le thorax où sont apparues quelques plaques nouvelles.

Le septième jour, l'érythème facial, qui avait pâli dès la veille, est aujourd'hui en grande partie disparu. La desquamation est abondante ; elle est constituée par des petites lamelles épidermiques furfuracées. L'exanthème a pâli sur les membres.

Le huitième jour l'érythème tend à s'effacer de plus en plus.

Le dixième jour, on note que la desquamation commence sur les mains : l'épiderme se soulève aussi sur le thorax et les membres. La malade se plaint de douleurs dans les bras, les jambes et les mains. Elle les distingue bien des crampes : ce sont maintenant, dit-elle, les articulations qui lui font mal.

Le treizième jour, l'éruption, très pâle il est vrai, se retrouve encore par places.

Le quinzième jour, la desquamation s'effectue sur les mains et le thorax sous forme de petites lamelles épidermiques, comme dans la scarlatine.

Le dix-septième jour, la desquamation furfuracée existe encore sur la figure.

Cette observation présente plusieurs points intéressants :

1° D'abord la généralisation, l'abondance, l'intensité de l'éruption ;

2° Puis sa durée : le treizième jour, on en retrouve encore des traces ;

3° Sa marche par poussées successives ; la face, le tronc, les membres sont l'un après l'autre envahis ;

4° Le caractère partout semblable de l'érythème qui fut partout scarlatiniforme ;

5° Les analogies qu'il présente avec la scarlatine, non-seulement dans son aspect extérieur et dans son mode de desquamation, mais encore dans ses phénomènes concomittants : la manifestation pharyngée, et, surtout, les douleurs articulaires.

Sans être aussi généralisé, l'érythème peut occuper à la fois la face et une autre partie du corps.

Une jeune femme ayant un cas de choléra moyen, présente le jour même où commence la réaction typhique une coloration rouge de la face, mais qui n'est pas véritablement érythémateuse, dit l'observation ; le deuxième jour, l'érythème est bien net sur la face ; il a envahi le nez, une partie du front et les pommettes.

Mais en même temps, on constate, sur la face externe des avant-bras, un érythème dont la coloration est moins accentuée. Il consiste en de petites plaques rouges, lisses, discrètes, légèrement saillantes, s'effaçant sous la pression du doigt et

donnant lieu à une cuisson assez forte pour que la malade se
déchire la peau avec les ongles.

Le deuxième jour, l'erythème a pâli ; de plus, la déman
geaison a en grande partie disparu.

Le troisième jour, retour *in integrum*.

Rappelons que sur 17 cas où l'erythème scarlatiniforme a
été la seule manifestation cutanée : 12 fois, il existait exclusivement à la face ; 3 fois, on la rencontre sur la face et sur
les membres supérieurs ; 1 fois, il fut généralisé et confluent ;
une seule fois enfin, il se montra sur le tronc, sans partici
pation de la face

II. ÉRYTHÈME MORBILLIFORME

Nous ne l'avons rencontré que deux fois ; une fois absolu
ment pur, dégagé de tout autre manifestation cutanée ; dans
le second cas, il était associé à des éruptions diverses, scar-
latiniformes et purpuriques.

Nous ne donnerons donc que la première observation qui
concerne un malade âgé de 14 ans.

Cet individu présente le 4e jour d'une réaction traînante,
une éruption disséminée, discrète, morbilliforme avec maxi
mum au niveau des articulations du coude et du genou, du
côté de l'extension. En ces points se trouvent des papules
légèrement saillantes, ovoïdes, en grains de blé, d'une colo
ration rosée peu intense, s'effaçant par la pression pour repa
raître aussitôt après, et séparées les unes des autres par des
espaces assez larges de peau saine.

Le lendemain, deuxième jour de la manifestation cutanée,
l'éruption a envahi la face. Elle est cohérente sur les deux
joues, mais elle est confluente sur le front et sur le nez.

Elle présente, d'ailleurs, des caractères partout semblables.

Sur un fond uniformément rose, se détachent de petits
grains légèrement saillants, un peu plus foncés de couleur,
et très rapprochés les uns des autres.

Au niveau des joues, les grains sont plus espacés et la peau qui les sépare est plus pâle. Déjà, au niveau du front, on note un commencement de desquamation.

Sur les faces antérieure et postérieure du thorax, on retrouve l'éruption avec un caractère plus discret.

Aux membres, l'éruption est à son maximum sur les articulations du côté de l'extension.

A la face palmaire des mains, à la plante des pieds, l'éruption est confluente. Sur un fond rouge uniforme, on voit et on sent par le toucher les grains déjà décrits.

Le troisième jour, l'exanthème a encore augmenté. Il reste en cet état le quatrième jour, et décroit le cinquième, où l'on note que l'éruption a un peu pâli.

Mais pendant ce temps, les symptômes généraux ont fait des progrès, et le malade meurt le sixième jour de l'éruption.

Les muqueuses nasales et pharyngées sont restées indemnes ; il n'y a pas eu non plus de larmoiement.

L'autre malade est une femme qui a guéri, mais dont nous ne donnons pas l'observation, parce qu'elle a présenté des manifestations cutanées associées.

Cet exanthème a offert une évolution, qui, jointe à ses caractères extérieurs, le rapproche de la rougeole ; mais là s'arrête l'analogie : on remarquera principalement l'absence des manifestations sur les muqueuses nasales et buccales. Le larmoiement aussi a manqué.

III. ÉRYTHÈME A FORME DE TACHES LENTICULAIRES

La femme qui nous présente cette éruption, a eu des manifestations cutanées multiples. Mais l'érythème dont nous nous occupons a débuté le premier, de plus, il a persisté seul, pendant plusieurs jours ; l'on comprendra les hésitations, ou mieux, la suspension du diagnostic.

Cette femme, âgée de 30 ans, blanchisseuse et alcoolique, présente une réaction typhoïde tellement nette, que chaque jour on cherche les taches rosées lenticulaires, dont on note soigneusement l'absence. Il existe en effet une prostration assez grande pendant le jour, du délire pendant la nuit ; la langue est sèche, petite, un peu noirâtre, rôtie en un mot.

Le quatrième jour de cet état, on constate sur le ventre et sur la poitrine, quelques taches rosées lenticulaires, petites, arrondies ne faisant pas saillie; elles s'effacent par la pression directe et par la traction de la peau faite de part et d'autre de la macule. Elles sont au nombre de cinq à six. Le lendemain, elles sont plus nombreuses ; on arrive facilement à en compter une quinzaine. L'état général est le même ; le ventre est ballonné, sensible, on perçoit le gargouillement ; à ces symptômes se joint une rétention d'urine, qui nécessite l'usage de la sonde.

Le troisième jour, (1) l'éruption persiste la même ; le diagnostic est toujours en suspend.

Le quatrième jour, apparaissent alors d'autres manifestations cutanées; elles présentent l'aspect de l'érythème scarlatinoforme. Nous l'avons déjà décrit : il n'y a pas à insister; il se montre sur la face et les bras, dont le droit est couvert de plaques confluentes et isolées ; on retrouve des plaques semblables sur les jambes ; en ces points, la démangeaison est vive. Sur le ventre, les taches rosées lenticulaires persistent.

Le cinquième jour, la desquamation commence sur le nez : l'éruption pâlit sur les membres.

Le sixième jour, il se fait une nouvelle poussée, sous forme de plaques arrondies, légèrement saillantes et disséminées; car elles sont séparées par de larges espaces de peau saine.

Sur la face, le nez était seul pris : aujourd'hui, le front et les joues sont envahis. L'éruption se présente sous l'aspect d'un pointillé granité, confluent, scarlatiniforme.

Le septième jour, l'éruption a pâli ; le huitième, elle a disparu complètement sur les membres inférieurs ; on constate

______

(1) Les jours sont comptés à partir du début de l'éruption.

alors, autour d'un genou, une plaque d'urticaire. Nous reviendrons plus loin sur cette variété d'exanthème.

L'érythème dont cette femme nous a offert un exemple est intéressant surtout par son analogie avec les taches de la fièvre typhoïde. Ses caractères extérieurs sont absolument les mêmes, la topographie a été semblable ; si l'on y joint l'état général, qui, avant même l'apparition des taches, avait fait penser à la fièvre typhoïde, on comprendra que nous étions en droit de nous demander, si nous n'avions pas affaire à cette maladie, et si ce n'était pas par erreur que cette femme avait été envoyée dans nos salles. Deux faits de ce genre d'ailleurs, s'étaient déjà produits. Deux femmes, qui dans le cours d'une fièvre typhoïde avaient présenté, sous l'influence de l'épidémie régnante, un accroissement de la diarrhée, avaient été transportées dans nos salles ; l'erreur reconnue, ces malades avaient été renvoyées dans le service hospitalier ordinaire, où l'évolution du processus pathologique était venue, par la suite, confirmer cette manière de voir. L'on était en droit d'hésiter et de se demander si le cas nouveau n'était pas semblable aux anciens. L'apparition d'une autre manifestation cutanée, l'érythème scarlatiniforme, est venue lever tous les doutes.

Comme des faits semblables peuvent se renouveler, l'observation nous a paru bonne à signaler.

IV. Plaques cyaniques

Elles se distinguent de la cyanose ordinaire du choléra, par leurs caractères extérieurs : et par l'époque de leur apparition.

Elles se montrent en effet au moment et dans le cours de la réaction typhique, alors que la cyanose de la période algide a complètement disparu. Elles sont localisées ; enfin elles présentent une teinte violacée, sombre, très accentuée, qui tranche sur la couleur normale de la peau voisine.

Avec ces caractères, nous les avons rencontrées 2 fois ; toujours aux membres inférieurs, et au niveau des genoux ; une fois sur les rotules, qu'elles couvraient entièrement ; une autre, à la face interne des deux genoux. A ce niveau, chez cette femme, qui présentait en outre un érythème facial scarlatiniforme, « il existait dans un espace grand comme la main, et s'étendant un peu sur la face interne de la jambe, une teinte cyanique très prononcée qu'on ne retrouvait nulle part ailleurs. »

Chez ces deux malades, la mort est arrivée 24 heures environ après l'apparition de ces taches.

Une autre femme a présenté 6 heures avant de mourir, brusquement, sans cause appréciable, une attaque de cyanose généralisée intense, donnant au corps tout entier, face comprise, une teinte noirâtre. Une heure après, la cyanose a diminué considérablement ; elle existe encore cependant. Elle meure quatre heures après.

Cette manifestation est survenue dans le cours d'une réaction typhique accentuée, marquée par des éruptions multiples.

3 cas ne suffisent pas pour tirer des indications pronostiques. Nous constatons simplement que ces 3 cas se sont terminés par la mort.

V. Plaques purpuriques

Elles semblent être un degré plus avancé, de la lésion précédente.

La teinte cyanique est aussi accentuée : la coloration violacée est très foncée ; mais en plus, la pression ne la fait en aucune façon disparaître ; ces taches sont limitées, les bords nets tranchent sur la peau saine voisine, ils ne font aucun relief. Les plaques apparaissent aux genoux et aux coudes·

Dans un cas enfin, la succession a été parfaitement établie.

Un enfant de 15 ans, le jour même où commence une réaction typhique pseudo-méningitique, présente une plaque cyanique à la face interne des deux genoux ; les deux coudes présentent chacun une plaque semblable ; la peau n'offre d'autre modification que sa coloration : les bords ne sont pas saillants, la pression du doigt laisse une empreinte blanchâtre qui disparaît rapidement. Le lendemain, sans autre modification et sans extension, les plaques sont devenues ecchymotiques ; la pression ne les modifie en rien ; l'enfant meurt 24 heures après.

Même aspect, même disposition et mêmes localisations, chez un homme de 20 ans, alcoolique.

Le cinquième jour d'une réaction typhique grave, avec agitation et délire d'action, ce malade présente aux genoux et aux coudes, du côté de l'extension, des plaques ecchymotiques assez étendues. Il meurt le soir même.

Une fois, l'éruption fut plus généralisée.

Il s'agit d'un homme de 34 ans, qui le lendemain de son entrée à l'hôpital, présenta une éruption purpurique diffuse. Le maximum était sur les jambes, et le thorax. En ces points, la pression ne faisait pas disparaître la coloration violacée de la peau : cet individu meurt le lendemain soir.

Ici encore, nous devons constater que ces 3 cas ont été rapidement suivis de mort.

Une femme cependant guérit après avoir présenté une plaque purpurique le long des apophyses épineuses des vertèbres dorsales, et une seconde plaque de 2 cent. 1/2 de diamètre, dans la région lombaire droite.

Il y eut aussi quelques taches de purpura sur les jambes.

VI. Erythème ortié

Il s'est montré chez une femme qui eut des manifestations cutanées multiples, et dont j'ai donné l'observation en décrivant l'érythème à forme de taches rosées lenticulaires, accompagné d'érythème scarlatiniforme.

Alors que les deux éruptions premières avaient presque complètement disparu, on constate autour des genoux et siégeant à leur face interne, une plaque large, grande comme la main, et dont l'aspect ressemble à de l'urticaire confluente : la plaque est vaguement mamelonnée, résistante au toucher qui en perçoit les légères saillies, d'une coloration blanc-rosée un peu pâle. Il n'existe pas de démangeaison.

Le lendemain d'autres plaques plus petites, en petit nombre, se montrent çà et là.

Le troisième jour, l'éruption première s'efface ; les plaques d'urticaire restent seules visibles. L'état général est extrêmement grave.

Le quatrième jour, les plaques d'urticaire sont elles-mêmes très pâles. La malade succombe dans la journée.

Dans un autre cas, nous avons constaté encore des plaques d'érythème ortié, présentant les mêmes caractères.

VII. Miliaire

Une femme, à la fin d'une éruption scarlatiniforme, présenta sur le thorax une miliaire abondante.

La peau à laquelle l'exanthème palissant ne donnait plus qu'une teinte rosée, présentait un aspect chagriné : elle offrait un semis de petites vésicules arrondies, blanchâtres, qui se détachaient sur le fond un peu teinté de la peau.

Cette éruption avait du reste complètement disparu le lendemain.

VII. Ecthyma

Le septième jour d'une réaction traînante, se montre chez une femme à la fois alcoolique et tuberculeuse, un érythème scarlatiniforme de la face ; deux jours après, cet exanthème devait se généraliser et présenter l'évolution déjà décrite quelques pages plus haut ; mais le jour même de l'apparition de cet exanthème sur la face, on note, sur les deux coudes, la présence de pustules d'ecthyma.

Les pustules, de différentes grosseurs, sont remplies d'un liquide blanchâtre que l'on aperçoit par transparence ; elles ne sont pas tendues ; quelques-unes sont légèrement déprimées à leur centre, qui présente chez certaines une teinte noirâtre ; une auréole rouge, de plusieurs millimètres de large, entoure chaque pustule ; la coloration de l'aréole est plus ou moins accentuée, suivant les points.

Sur les rotules, les vésicules ont dû être plus petites : on retrouve sur un fond rouge foncé, des croutes de petit diamètre.

En inclinant la malade sur le côté, on trouve sur la fesse droite de nombreuses pustules d'ecthyma ulcérées et entourées d'une rougeur confluente. Cette éruption ne s'étend pas jusqu'au trochanter en avant, ni jusqu'à la ligne médiane en arrière.

Les lendemain et surlendemain, les pustules des coudes se rompirent, laissant une ulcération en tout semblable à celles de la fesse.

La malade mourut trois jours après, de sorte que nous n'avons pas assisté à la période de réparation.

IX. Eczéma

Un malade nous présenta, dans le cours de manifestations cutanées polymorphes, des plaques situées aux coudes et aux genoux, offrant en tout point l'aspect de l'eczéma.

La disposition était vraiment typique au niveau des coudes.

Entourant l'olécrâne, on voyait une plaque large, de forme irrégulière, à bords découpés, recouverte de croutes d'un jaune d'or au début, mais dont la coloration se ternit par la suite. Ces croûtes irrégulières se recouvraient les unes les autres ; elles étaient molles les premiers jours.

En ayant soulevé une, on vit que ce fond sous-jacent était rouge vif, lisse et légèrement humide. Sous les bords de ces croûtes, qui se détachaient et se soulevaient légèrement par places, on voyait soudre une sérosité limpide, transparente, incolore, peu abondante, qui, en se desséchant, donnait lieu à des croûtes nouvelles.

Ce malade, au moment de son entrée, ne présentait rien de semblable.

. D'autres individus nous offrirent des manifestations analogues : deux fois ces plaques se retrouvèrent sur le pavillon de l'oreille.

X. Herpès

Il a été noté six fois chez les femmes.

Dans deux cas moyens il est apparu, une fois après un jour de réaction simple, une autre fois au moment où commençait ¡a convalescence ; il était localisé aux lèvres.

Les quatre autres malades eurent des cas graves, et l'herpès est apparu dans le cours de la réaction typhique ; il accompagnait les autres manifestations cutanées.

Une seule de ces malades a guéri.

L'herpès ne s'est donc montré avec son caractère de phénomène critique, que dans les deux cas moyens que nous avons signalés.

XI. Exanthème

En même temps que les divers exanthèmes énumérés plus haut, certains malades eurent des déterminations bucco-pharyngées qui doivent être indiquées en cette place.

Trois femmes présentèrent cette complication :

Chez l'une, il n'y eut qu'une rougeur intense, mais uni-

forme du fond de la gorge. La voûte palatine présentait la
même disposition ; il y avait de la sécheresse de la bouche et
un peu de douleur à la déglutition. Cette détermination
pharyngée apparut le jour même où débutait un érythème facial scarlatiniforme, prélude d'une éruption généra_
lisée.

Les deux autres femmes, dont une mourut, offrirent toutes
deux des plaques diphthéroïdes de la gorge. Ces manifestations, qui coïncidèrent chez toutes deux avec un érythème
scarlatiniforme, méritent une description spéciale.

La malade qui guérit était une femme de 41 ans ; elle se
plaignit, le quatrième jour, d'une réaction simple, d'un mal
de gorge très léger. Le pharynx était un peu rouge. Les
deux jours suivants, l'état local reste le même : le quatrième
jour, il y a une légère aggravation, les piliers du voile du
palais sont rouges, la luette est légèrement œdématiée ; on
trouve quelques filets de sang dans les crachats.

Le cinquième jour, on constate une légère amélioration. Le
cinquième jour, en même temps qu'un érythème scarlatiniforme de la face, on note l'existence d'une angine caséeuse
assez intense : il y a même un peu de fièvre ; le soir la température monte à 38°.

Le sixième jour, il existe un dépôt blanchâtre, caséeux
probablement, autour de la luette. Le septième jour, ce produit blanc qui repose sur la luette a augmenté ; il est consis-
tant, d'un blanc mat, lisse, c'est une plaque diphthéroïde ; le
soir 38° encore. Le lendemain cette plaque a disparu, mais
l'on trouve sur les amygdales, principalement la droite, quelques dépôts caséeux. Le huitième jour, on constate pour la
dernière fois, sur chaque amygdale, un ou deux points blanchâtres. La rougeur s'éteint le lendemain, et la malade sort
de l'hôpital trois jours après.

L'autre femme, dont nous avons déjà rapporté une partie
de l'histoire, offrit, le jour même de l'apparition d'une éruption généralisée, une plaque diphthéroïde située au-dessous

de la langue, et recouvrant le plancher de la bouche, le frein
et les saillies des glandes sublinguales.

Cette plaque est d'un jaune verdâtre clair; elle adhère à la
muqueuse. La gorge est rouge, mais ne présente pas de
plaques analogues. On enlève la plaque avec une pince.

Le lendemain, la plaque s'est reproduite partiellement,
sous forme de deux points ayant l'aspect et le volume d'une
lentille, et situés sur le côté droit du plancher de la bouche.

La langue est pâle, sèche, tuméfiée, douloureuse dans les
mouvements, douloureuse à la pression; la parole est par
là même mécaniquement embarrassée. La muqueuse buccale
est rouge : il n'existe pas de plaques diphthéroïdes à la face
interne des joues. Le pharynx est rouge ; la déglutition est
douloureuse. Pas d'engorgement ganglionnaire sous-maxil-
laire, pas plus qu'à l'angle de la mâchoire. Les mouvements
de la mâchoire ne sont nullement gênés. La partie médiane
de la région sus-hyoïdienne est cependant un peu empâtée
et douloureuse à la pression.

Le troisième jour, les plaques diphthéroïdes persistent; il
en existe cinq sur le plancher de la bouche dans la région
sublinguale. Deux sur la ligne médiane ; la première repose
sur le frein, au niveau de son implantation sur la muqueuse.
Une autre située au-devant de la précédente, toujours sur
la ligne médiane, arrive jusqu'au contact de la face postérieure du maxillaire. Ces deux plaques sont arrondies, blanchâtres, lisses, épaisses, adhérentes. Deux autres sont situées
de part et d'autre de la première, sur le même plan, au
niveau du repli que fait la muqueuse en se portant du plancher de la bouche sur la face inférieure de la langue. Elles
sont ovoïdes, à grosse extrémité dirigée vers la ligne médiane.
Elles se terminent en s'effilant en dehors. La dernière, enfin,
est située à droite ; elle arrive jusqu'à la partie de la face
postérieure du maxillaire qui correspond à la canine.

Le pharynx est toujours rouge, sans plaque diphthéroïde.

Le soir, même jour, les plaques diphthéroïdes existent toujours. La langue est sèche, dure, douloureuse à la pression, difficile à examiner. On ne peut l'abaisser pour voir le pharynx. La malade se plaint cependant de dysphagie.

La région sus-hyoïdienne est toujours empâtée, elle n'est pas douloureuse. Il n'existe pas d'engorgement ganglionnaire à l'angle de la mâchoire, ni sous le maxillaire.

Le quatrième jour, les plaques persistent, elles se sont un peu modifiées. La première s'est agrandie; de même à droite, celle qui arrivait jusqu'à la canine s'est prolongée en arrière: cette plaque est la plus grande aujourd'hui. De part et d'autre du frein, on trouve deux autres plaques très étroites, allongées transversalement.

Le malade succombe le soir.

Ces deux malades présentèrent avec ces plaques diphthéroïdes, un exanthème scarlatiniforme généralisé, ce qui vient encore ajouter aux analogies que nous avions précédemment signalées.

Ces trois femmes dont deux guérirent, eurent une forme grave du choléra.

XII. De l'association des manifestations cutanées

Quand l'érythème cholérique est généralisé, on peut dire qu'il est essentiellement polymorphe.

Avec l'érythème scarlatineux de la face qui ne manque jamais dans ces cas, on peut rencontrer, chez un même malade, des taches rosées lenticulaires sur le ventre, des plaques cyaniques ou purpuriques sur les genoux, des pustules d'ecthyma sur les coudes et les hanches, en même temps qu'au niveau du pharynx et de la bouche, on retrouve des plaques diphthéroïdes plus ou moins développées.

Tout ou partie de ces déterminations peut donc coexister; nous ne pourrions insister sans nous exposer à des redites.

Après avoir décrit les manifestations cutanées, il est nécessaire de dire un mot de l'état général qui les accompagne.

Le plus souvent, elles surviennent dans le cours d'une réaction typhique qui s'accuse d'autant plus que l'érythème est plus généralisé. Si l'érythème est partiel, localisé à la face, la réaction peut continuer à être simple et franche, sans qu'il survienne autre chose qu'une sensation de chaleur et de tension locales.

Quand l'éruption est généralisée et que la mort s'en suit, c'est après avoir présenté une prostration très grande, un état typhique complet, caractérisé par une langue sèche et rotie, couverte de fuliginosités, des narines pulvérulentes, un échappement involontaire des matières fécales, que le malade succombe.

III. HÉMORRHAGIES

Accompagnant ou non les éruptions précédentes, certains malades nous ont offert des hémorrhagies diverses, s'effectuant par les voies intestinale ou urinaire.

Sur 12 malades qui ont eu ces écoulements sanguins, 10 sont morts.

1. Hématurie

4 malades, 2 hommes et 2 femmes ont présenté ce symptôme.

Chez les hommes, l'hématurie a été un phénomène isolé.

Le premier présente des urines rougeâtres, le deuxième

jour d'une réaction qui s'annonçait bonne. Le même phénomène se reproduit le lendemain. L'urine contient en même
temps, ce qui est facile à comprendre, une quantité notable
d'albumine. Le troisième jour, commence une réaction typhique qui s'aggrave rapidement et le malade succombe
24 heures après. Cet individu était en même temps tuberculeux ; c'était un jeune homme de 25 ans.

L'autre homme a 45 ans, c'est un alcoolique ; il n'a pas été
transfusé, il offrait au début un cas moyen. La réaction s'an-
nonce bonne ; le soir, l'urine est rougeâtre et contient de
l'albumine. Le lendemain, même phénomène, il se déclare
une violente céphalalgie. Le troisième jour, la prostration
augmente, et le malade succombe le lendemain matin.

Les 2 femmes qui sont mortes également, ont eu de
l'hématurie dans le cours d'une réaction typhique, accompagnée chez toutes deux d'un érythème polymorphe généralisé.

Chez l'une, c'est la veille de la mort que l'on a constaté ce
symptôme dans des urines retirées par la sonde.

L'autre malade avait eu de la rétention d'urine dès le
début de sa réaction typhique. Pendant 4 jours, on l'a sondée
matin et soir ; l'urine était claire et ne contenait ni sucre, ni
albumine : par la suite, elle urine seule, l'urine continue à ne
rien présenter d'anormal.

Dans la matinée du jour où elle devait succomber, on
trouve son lit souillé de sang.

Le liquide qui s'écoule par le vagin n'est pas du sang pur,
il paraît un peu dilué. La perte est surtout forte, quand au
milieu de son délire, la malade se lève et se promène dans
la salle. Elle perd chaque fois environ 100 grammes de
liquide.

Le toucher ne révèle aucune altération du vagin, ni de
l'utérus. Le col est fermé, il est sain. On y sent seulement
une encoche, trace d'un accouchement antérieur.

A midi, on sonde la malade, et l'on retire un liquide noirâtre, d'odeur fortement ammoniacale ; elle urine environ un litre de ce liquide. A la suite de cette évacuation elle paraît un peu soulagée. Quelques heures plus tard, la malade succombe.

II. Mœléna

8 malades, parmi les cas graves, ont eu des hémorragies intestinales. 2 femmes ont guéri.

Ces cas se répartissent entre 4 hommes et 4 femmes.

Le phénomène ne s'est pas renouvelé le plus souvent, car dans presque tous les cas, c'est le jour même ou la veille de la mort, qu'on l'a constaté.

La quantité de sang n'a jamais été très abondante ; toujours le sang a été mélangé avec les selles qui prenaient une teinte variant du rose au rouge sale.

Nous n'avons pas remarqué que ces garde-robes sanglantes aient été particulièrement douloureuses ; les coliques n'ont pas été augmentées ; quand le malade n'avait plus de crampes, le passage des matières ne donnait lieu à aucune gêne ; quelques malades laissaient aller sous eux, d'une manière inconsciente.

4 malades, 2 hommes et 2 femmes ont présenté ce symptôme dans le cours de la période algide, pendant laquelle ils ont succombé sans ébauche de réaction.

2 hommes et une femme étaient en réaction typhique quand on a constaté le mœléna.

Un de ces hommes a eu des selles sanglantes le deuxième jour d'une éruption généralisée.

Chez la femme qui a guéri, le mœléna est survenu l'avant veille d'une éruption généralisée. Les selles recueillies ont été placées dans un verre à expérience. Par le repos, le liquide s'est séparé en deux couches, l'une supérieure roussâtre, l'autre inférieure, ressemblant à des grains de semoule colorés.

Le mœléna s'est montré indifféremment avant et après la transfusion.

La seconde femme qui a guéri présentait à l'entrée une diarrhée abondante de couleur roussâtre. Au début, elle était verdâtre, puis la diarrhée est devenue comme de l'eau, dit la malade, et ce n'est que depuis ce matin qu'existe la coloration rouge. Jamais la malade n'a souffert de l'estomac et jamais elle n'a vu jusqu'ici de sang dans ses garde-robes. Le lendemain la diarrhée est moins grande, mais ces selles ont une teinte chocolat accentuée.

Dans la journée l'état général s'aggrave, on la transfuse, le lendemain il n'y a plus de sang dans les selles.

III. Hémorragie utérine

Une femme a vu survenir ses règles, qu'elle attendait du reste, dès le commencement d'une réaction simple et rapide, succédant à un cas grave.

Une autre femme qui a également perdu un peu de sang, présentait un cancer de l'utérus; le marasme qu'elle devait à cette première affection ne lui a pas permis de supporter une attaque de choléra en réalité peu accentuée. Elle a succombé.

IV. Vomissements roussâtres

Une malade qui d'ailleurs a guéri, a présenté pendant une journée des vomissements roussâtres assez abondants. Le jour même, elle a été transfusée ; les vomissements ne se sont pas reproduits.

---

§ IV SYSTÈME NERVEUX

Certains malades ont présenté du côté du système nerveux des manifestations qui méritent d'être mentionnées.

I. CÉPHALALGIE

Huit fois, la céphalalgie a été intense et opiniâtre, gravative; elle s'accompagnait d'élancements dont se plaignaient fortement les malades. Elle interrompait, empêchait même dans certains cas tout sommeil. Les malades se sont bien trouvés de l'application sur le front de compresses trempées dans l'eau froide.

Cette complication n'est survenue que pendant la réaction. Quelquefois elle s'est montrée dans le cours de l'injection intra-veineuse, elle a été alors aussi intense que courte. Les malades, pendant quelques minutes, se plaignaient vivement de leur tête; la céphalalgie le plus souvent avait disparu avant la fin de l'injection.

II. DÉLIRE

Sur 8 malades qui ont eu du délire d'action, on compte 7 hommes et une femme. Tous sont morts, sauf un homme: tous étaient alcooliques avérés, la femme a nié tout antécédent de cet ordre; d'ailleurs elle eut une réaction typhique assez prononcée, pour expliquer son délire.

Chez les hommes, le délire était surtout marqué la nuit; le jour, ou le calme revenait à peu près complet ou ils essayaient à peine de sortir de leur lit; il était alors assez facile de les y faire rentrer. La nuit, ils parlaient tout haut, se croyaient à leur ouvrage, engageaient des disputes imaginaires, et finalement se levaient furieux. Quelques-uns furent particulièrement difficiles à contenir, et se relevaient aussitôt que les infirmiers s'étaient éloignés, après les avoir recouchés.

Les lavements au chloral avec le lait comme véhicule calmèrent dans plusieurs cas, ce délire. Les malades restaient alors plongés dans un assoupisssement plus ou moins profond.

III. COMA

Il fut la règle chez les enfants qui présentèrent une réaction typhique pseudo-méningitique ; nous avons déjà décrit cet état, il n'est pas besoin d'y revenir, sinon pour rappeler que 5 de nos petits malades moururent de cette façon.

Une femme enfin avant de succomber, offrit un état comateux accompagné de contracture du bras droit ; elle mourut sans avoir repris connaissance.

IV. TROUBLES DE LA PAROLE

Une malade qui avait une éruption généralisée dans le cours d'une réaction typhique, offrit à deux reprises, dans la même journée, les phénomènes suivants :

Pendant qu'elle prenait un bain, elle sentit sa langue devenir lourde et embarassée, puis il lui fut bientôt impossible de parler, elle prononçait des syllabes sans suite et sans signification. La face était rouge et congestionnée.

On sortit la malade du bain, et après quelques frictions énergiques sur le corps, elle reprit l'usage de la parole. Avant et pendant l'attaque, elle n'a ressenti aucun fourmillement dans les membres ou la face.

Dans la journée, sans cause occasionnelle cette fois, la malade a été reprise des mêmes phénomènes, qui se sont d'ailleurs dissipés au bout de 5 à 6 minutes. Au même moment, nous voyons la malade.

Elle a l'air un peu fatiguée, le visage est rouge. Elle ne

ressent pas de fourmillements. L'intelligence est complète.
La mémoire des mots est conservée ; elle nomme sans hési-
tation les différents objets que nous lui présentons. Pas de
paralysie faciale, pas de paralysie de la langue, du tronc, ni
des membres. Pas de paralysie oculaire. Les pupilles sont
égales, de moyenne dimension. Pas de trouble de la sensibilité.

Jusqu'au moment de sa mort,qui arriva quatre jours après,
cette malade qui était alcoolique et tuberculeuse, ne présenta
pas d'attaque semblable. A l'autopsie, on note simplement
une vascularisation intense des méninges, uniformément
répartie. Congestion de la substance grise, sans aucun foyer
de ramollissement ou d'hémorragie.

IV. MANIE

Deux femmes ont eu de la manie. Toutes deux ont guéri ;
l'une avait eu un cas grave, l'autre une attaque moyenne. La
manie a duré neuf jours, chez la première. Deux jours seulement, chez la seconde. Elle est survenue pendant la convalescence, alors que toute manifestation cholérique avait disparu. Ces deux malades avaient eu des déterminations
cutanées intenses, mais localisées à la face et au coude pour
celle qui fut moyennement prise, généralisées et polymorphes
pour l'autre.

La femme qui avait eu une atteinte moyenne de choléra,se
levait déjà depuis deux jours, lorsqu'un matin elle se plaignit d'avoir des idées bizarres qui l'obsédaient et
l'effrayaient.

Déjà la veille au soir. elle avait été un peu excitée et particulièrement loquace, sans avoir encore d'idées délirantes.

Vers 11 heures du matin, pendant la visite, brusquement
elle se met à dire ses prières à haute voix. De temps en
temps elle disait qu'elle allait mourir ; mais elle ne répondait
à aucune question.

Elle s'arrêtait quand on lui mettait la main sur la bouche, et reprenait aussitôt qu'on la retirait. Elle parla ainsi à haute voix, disant toujours les mêmes prières, pendant toute cette journée et la nuit qui suivit. Le lendemain matin, elle était plus calme et se tut une partie de la journée : de temps en temps, cependant, elle se remettait à dire ses prières à haute voix.

L'état général continua à être très bon ; elle mangea avec appétit.

Le troisième jour, elle avait repris toutes ses facultés.

Jamais auparavant, elle n'avait eu de troubles mentaux ; elle n'en présenta plus par la suite; car nous revînmes souvent cette femme, qui était laveuse à l'hôpital, et qui avait contracté la maladie en lavant le linge des malades.

La manie fut plus longue chez la seconde malade : elle s'accompagna d'hébétude : cependant elle finit aussi par guérir.

Elle était en pleine convalescence, lorsqu'une nuit, elle est prise brusquement de délire. Elle se lève, court dans la salle, et se précipite pour la frapper, sur une malade qui occupait un lit en face du sien. On a beaucoup de peine à la recoucher et à la maintenir dans son lit. Le lendemain, on constate que ses paroles sont incohérentes. Elle est très loquace. Tantôt elle dit qu'elle est malheureuse, qu'on lui a enlevé ses enfants; puis elle prend un élève du service pour son mari, elle est bien heureuse de le voir, elle finit par lui dire des injures. Elle passe sans transition à des idées plus gaies ; elle chante, elle est contente, elle a des bijoux, des dentelles. Maintenant elle veut se lever, on l'en empêche, elle se fâche, puis pleure. Elle continue ainsi sans trêve ni repos.

On est obligé de l'attacher dans son lit, elle laisse aller les matières et les urines sous elle : malgré cela, elle mange de bon appétit

On ordonne un lavement au chloral, elle ne le conserve pas.

Cet état se maintient sans changement, pendant les trois jours suivants.

Le cinquième jour, elle est plus calme, elle parle moins, il y a de la tendance au sommeil sous l'influence du chloral. Elle continue à laisser aller sous elle ; elle repose la nuit.

Le lendemain, le mutisme domine, elle ne répond pas aux questions. Il est difficile de la faire manger.

Le septième jour, elle reste apathique dans son lit, les yeux fermés, elle ne veut pas parler, ni ouvrir les yeux. Elle refuse toute nourriture, il faut employer la sonde œsophagienne.

Le lendemain, elle reste assise dans son lit, l'air hébété, le regard vague, elle est calme ; parfois, elle essaye de chanter, mais un geste suffit à l'arrêter, elle rit, puis reprend son attitude.

Le neuvième jour, elle a repris connaissance, elle répond aux questions, il persiste encore un peu d'hébétude.

A partir de ce moment, elle revient peu à peu à son état normal, elle cause toujours peu, reste assise toute la journée auprès du feu. Mais elle est raisonnable, parle de ses enfants, espère bientôt être guérie pour aller travailler. Elle quitte l'hôpital le 31 décembre 1884.

VI. TÉTANIE

Trois femmes ont présenté de la contracture des extrémités pendant la convalescence. Elle s'est montrée sur les bras et sur les jambes.

Ces femmes ont ressenti pendant quelques heures des fourmillements dans les bras et les jambes, puis la crampe s'est établie. Nous avons asssisté aux attaques. La main se pliait le pouce inclus dans la paume de la main : le poignet se fléchissait un peu ; le bras se plaçait légèrement en pronation. En même temps, la jambe s'allongeait, le pied fortement étendu, la pointe légèrement tournée en dedans.

Au début, les contractures étaient un peu douloureuses ; mais la douleur était surtout vive quand de force on étendait les doigts. On faisait ainsi cesser généralement la crise.

Chez deux de ces malades la tétanie disparut au bout de deux jours.

Chez une autre, qui avait d'ailleurs un tempérament nerveux très développé, le phénomène persista plus longtemps. Il revenait par période : plusieurs jours se passaient sans contracture, puis la malade avait deux ou trois attaques dans la même journée.

Cette femme sortit de l'hôpital le 20 novembre, et au mois de janvier suivant, entra à la Pitié. Dans cet hôpital, elle présenta des crises de contractures à différentes reprises, pendant les mois de janvier et février. Elle avait d'ailleurs des manifestations hystériques, principalement des vomissements répétés et persistants. Chez elle, la tétanie resta localisée aux membres droits.

VII. Syncope

Trois femmes eurent chacune une syncope, qui dans un cas se prolongea au point d'inspirer des inquiétudes. C'est à la suite d'un bain, qu'elle était survenue. Ces trois malades guérirent.

---

§ V. CONJONCTIVITE

Elle doit être mise dans la moitié des cas sur le compte des mauvaises conditions où nous étions placés ; 4 fois sur 8, elle se montre dans la convalescence et peut être imputée au froid.

Un homme et une femme à la suite d'attaque moyenne, deux femmes dans la convalescence de cas graves, présentent cette complication. La conjonctivite dans tous ces cas, a été

double et as⸗⸗⸗⸗ dense pour déterminer de la rougeur et du
larmoiement ; elle a du reste guéri toute seule. Une seule
femme dans cette catégorie avait eu de la blépharite ciliaire
ancienne et chronique, sur laquelle s'est entée une poussée
aiguë.

Dans les cas graves suivis de mort, il faut distinguer : un
homme a présenté une conjonctivite légère qui relève des
causes précédentes ; chez trois autres malades, il faut à notre
sens, invoquer une autre origine. Sous l'influence du collapsus
algide, les malades reposaient prostrés dans leur lit, les yeux
à demi fermés. Par suite de la soustraction considérable de
a partie liquide du sang due aux évacuations abondantes,
il existait une sécheresse anormale de la cornée et de la conjonctive ; les paupières ne recouvraient plus qu'incomplète-
ment le globe oculaire, qui, mal défendu, recevait ainsi le
traumatisme des poussières extérieures. C'est à l'influence
de ces deux causes, contact de corps irritants sur une conjonctive mal irriguée, que nous rapportons cette deuxième
variété de conjonctivite. L'un de nos malades montre la
justesse de cette appréciation. Chez lui, la conjonctivite consiste en une plaque d'un rouge intense, exclusivement limitée
à la partie de l'œil non recouverte par les paupières mi-closes.
Chez les autres malades, la conjonctivite a eu le temps de se
généraliser.

§ VI. ICTÈRE

Dans deux cas, il s'est montré une teinte subictérique de
la peau, surtout accusée au niveau des conjonctives. Ces
deux malades ont présenté dans le cours de la réaction, une
éruption scarlatiniforme, qui s'est généralisée chez l'un d'eux.
Le premier malade qui est une femme, entre à l'hôpital en
présentant cette teinte subictérique des téguments ; elle se

dissipe en peu de temps, et fait place à une éruption limitée à la face.

Chez le second malade, qui est un homme, c'est dans le cours d'une réaction trainante, et précédant de deux jours un érythème qui devait se généraliser par la suite, qu'apparaît un ictère plus accentué.

Cet homme était un alcoolique, il avait le foie gros et douloureux à la pression. Pour la femme, on n'a pas pu avoir de renseignements à ce sujet. Elle exerçait la profession de baigneuse ; elle eut dans le cours de sa réaction typhique un délire d'action très accusé, et l'on peut au moins présumer des antécédents semblables.

Ces deux malades d'ailleurs succombèrent également.

Restent pour être complet à énumérer quelques accidents isolés que présentèrent nos malades : l'homme dont nous venons de parler, offrit un anasarque généralisé à la fin de sa vie.

Deux femmes qui durent suspendre brusquement l'allaitement, eurent des engorgements des seins, qui se terminèrent cependant par résolution.

Une femme enfin, eut de l'œdème d'un bras qui se dissipa en quelques jours.

CHAPITRE VI

CAS CHRONIQUES

Sous ce titre, nous allons étudier une forme particulière du
choléra. Elle se distingue par sa longueur, son allure spéciale,
ses manifestations cutanées multiples et intenses, l'apathie,
l'abattement des malades, la lenteur de la convalescence chez
ceux qui ont guéri.

Cette forme est grave, puisque sur 6 malades, 2 seulement
ont survécu.

Cette forme n'a jamais été décrite jusqu'ici ; elle mérite
donc à tous égards de nous arrêter.

Nos 6 malades comprennent : 2 hommes et 4 femmes : l'évo
lution a été sensiblement la même chez tous.

Deux de nos femmes étaient des alcooliques avérées : l'une
était en même temps tuberculeuse : elles ont toutes à peu près
le même âge, 29 à 30 ans. Toutes sont des femmes vigou-
reuses, bien portantes jusque-là ; elles n'ont jamais été
malades ; jamais elles n'ont eu à souffrir de la misère, sauf
une, qui est un peu plus délicate.

Les hommes sont plus âgés et dans de moins bonnes conditions hygiéniques : sans avoir jamais eu de maladies
graves, ils n'ont pas cette apparence de force et de santé
qui frappe chez les femmes.

Le début a été variable. Les uns ont été pris d'emblée d'une
attaque grave de choléra. Deux femmes ont même dû, dans
ces circonstances, être transfusées immédiatement : l'une
même a subi deux injections de deux litres chaque, à
24 heures d'intervalle.

Les autres ont eu dès le début une forme insidieuse, sans être grave ; l'attaque était sérieuse chez nos deux hommes, mais jamais au point de déterminer une intervention plus active. Ils n'ont jamais été injectés.

Une femme nous présente dès le début des symptômes tels, qu'on se demande si l'on n'est pas en présence d'une fièvre typhoïde, d'autant que la première manifestation cutanée fut des taches rosées lenticulaires.

Une autre reste 8 jours dans le service ordinaire, à la salle Grisolle, avant que l'on ne décide son passage au pavillon d'isolement.

Au moment où la réaction commence, quelques malades ont éprouvé un mieux réel, qui s'est même soutenu plusieurs jours ; mais peu à peu, ils sont retombés dans cet état d'abattement où les autres sont entrés de suite, et qu'il nous faut maintenant décrire.

Ce qui domine dans cette période, c'est une apathie profonde, une indifférence complète. Couchés sur le côté, un peu ramassés sur eux-mêmes, ramenant la couverture près de leur tête, le visage tourné vers le mur, ils restent là, immobiles, les yeux fermés, sans rien dire. Ils ne dorment pas ; si on leur parle, ils répondent, sans se retourner, d'une voix lente, un peu hésitante : ils restent indifférents à tout, sauf à leur repos qu'ils n'aiment pas voir troubler. La respiration est calme, le pouls est régulier, un peu faible seulement. La langue est sale, quelque fois sèche, souvent un peu tremblante. Le ventre est peu douloureux ; la diarrhée est très diminuée, elle n'est plus riziforme, ils urinent bien. Ils n'éprouvent pas le besoin de manger ; il faut leur faire boire leur lait ou leur bouillon, ils n'y pensent pas d'eux mêmes. Bientôt arrive le dégoût et le refus de la nourriture : les premiers jours, en les pressant un peu, ils finissent par avaler ; puis arrive un moment où le refus est absolu ; ils serrent les dents à l'approche du verre, ou si l'on parvient à leur ouvrir la bouche, ils rejettent la gorgée que l'on vient d'intro-

duire. Il faut avoir recours à la sonde dans ces cas extrêmes :
l'introduction en est difficile, mais les aliments ainsi absorbés
ne sont pas rejetés.

A cet état vraiment spécial, se joignent, pour donner la
caractéristique de cette période, des manifestations cutanées
multiples, à évolution variable.

L'éruption est toujours généralisée quand on la considère à
la période d'état ; mais le plus souvent elle débute (1) par la
face (Chady, Fleury), quelquefois elle envahit d'emblée plusieurs régions à la fois (Lepallier, Gouge) : plus rarement la
face ne se prend qu'en dernier (Gallier, Agnan).

Chez cette dernière, la première manifestation consista en
l'apparition de taches rosées lenticulaires sur l'abdomen ; en
lisant l'observation, on peut se convaincre qu'il était difficile
de ne pas croire à une fièvre typhoïde ; le diagnostic fut hési-
tant trois jours, jusqu'au moment où l'éruption envahit les
bras et la face.

Le début de l'éruption se fit à des périodes variables, suivant les individus. Une fois, le cinquième (Agnan) et le
sixième jour (Fleury) de la maladie ; dans les autres cas, elle
n'apparut que le septième (Chady), le huitième (Lepallier), le
dixième (Gouge), et le quatorzième jour (Gallier).

Étant donnée la marche ordinairement rapide du choléra,
on peut dire que l'éruption se fait tard. C'est durant les jours
qui précèdent les manifestations cutanées que le malade
tombe peu à peu dans cet état d'apathie et d'indifférence qui
caractérise cette période prééruptive, et qui atteint son apogée quand se constitue l'éruption.

Sur ce chapitre, je dois m'en tenir ici aux généralités, car
j'ai décrit en détail les éruptions, au moment où je parle des
complications.

(1) Voir les observations placées à la suite et que j'indique par le nom
du malade.

13

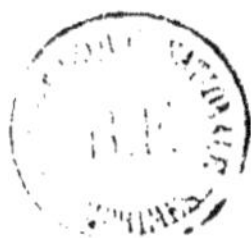

Ce qui domine dans les cas chroniques, à ce sujet, c'est : 1° la généralisation ; 2° la diversité des éruptions.

La généralisation se montre chez tous nos malades. Depuis le front jusqu'à la plante des pieds, l'éruption existe partout.

Confluente par places, cohérente ou discrète sur d'autres points, on la retrouve à la face, sur les membres, le tronc et l'abdomen. La bouche et le pharynx sont souvent également pris.

La diversité de l'éruption se montre d'un malade à un autre.

Agnan a des taches rosées lenticulaires. Gallier présente un érythème morbilliforme, Lepallier un érythème scarlatiniforme.

Cette diversité se montre aussi sur le même malade.

Chady offre en même temps un érythème scarlatiniforme, des pustules d'ecthyma, des plaques dipthéroïdes dans la bouche.

Chez Gouge, on note une éruption scarlatiniforme sur le ventre, des plaques morbilliformes sur le thorax et les bras, des taches de purpura sur les jambes, une rougeur intense et lisse de la gorge.

Ce n'est le plus souvent qu'à la fin du deuxième ou au commencement du troisième jour, que l'éruption est à son apogée.

Dès ce moment, la desquamation commence par la face ; elle se fait par lamelles furfuracées, ce qui donne à la figure un aspect un peu enfariné, quand la desquamation est abondante ; on trouve cette disposition surtout au front, aux joues, de chaque côté des ailes du nez, et sur les parties latérales du cou.

Ce n'est que beaucoup plus tard que la desquamation, ici toujours discrète, se montre sur le tronc et les membres ; en ces points, elle ne commence que quand l'éruption a disparu, ou au moins notablement pâli.

Au point de vue de la durée de l'éruption chez ces malades,

il faut considérer à part ceux qui ont guéri et ceux qui ont succombé.

Sur quatre malades qui sont morts, il n'en est qu'un chez lequel l'éruption avait disparu au moment du décès.

Deux, Lepallier et Chady, meurent le cinquième jour de l'éruption : chez le premier, elle est encore à cette date à son maximum. On note, pour Chady, que l'éruption a un peu diminué, et que déjà la desquamation commence au front. Chez le troisième individu, Gallier, dès le deuxième jour, la desquamation commence ; le sixième jour, l'érythème a un peu pâli ; le septième il meurt. La dernière femme de cette catégorie présente une éruption d'abord discrète de taches rosées lenticulaires sur le ventre ; puis les avant-bras et la figure se prennent ; dès le cinquième jour, on note une légère desquamation sur le nez. Le lendemain, nouvelle poussée, généralisée celle-ci, et dont les plaques rouges tranchent sur les avant-bras avec les plaques anciennes déjà pâlies ; en même temps, le front et les joues respectés jusqu'ici, se prennent. Le septième jour (le deuxième de cette nouvelle poussée), l'éruption a beaucoup pâli. Le huitième jour, l'éruption a disparu sur les membres inférieurs ; le soir, on note sur les genoux une poussée d'urticaire. Le dixième jour, tout a disparu, sauf l'urticaire. Le onzième jour, les plaques d'urticaire pâlissent. Le malade meurt dans la journée. Dans ce cas, ce qui est remarquable, ce sont ces trois poussées successives, de trois variétés d'éruption.

Voyons les 2 femmes qui ont guéri.

L'une a présenté une éruption intense, mais fugace ; le troisième jour, le front commence à desquamer et l'éruption pâlit sur le reste du corps. Le cinquième jour tout a disparu.

Chez l'autre femme, Fleury, l'éruption a été tenace.

Ce n'est que le quatrième jour, qu'elle se généralise ; jusque là elle était restée localisée à la face. Le septième jour l'érythème a disparu sur la face, qui desquame ; il pâlit sur les jambes. Le neuvième jour, l'éruption a presque disparu. Le dixième jour, les mains desquament ; le quinzième jour, on voit des traces de l'éruption, la desquamation se fait au niveau des mains et du thorax. Le dix-huitième jour enfin, la figure desquame encore. Nous signalerons dans ce cas, la lenteur avec laquelle l'éruption s'est éteinte, et la persistance insolite de la desquamation qui dure 14 jours à la face.

Pendant cette période d'éruption, l'état général s'aggrave encore ; à l'indifférence fait place la prostration : couché sur le dos, avalant difficilement, la bouche sèche, la langue noirâtre et tremblante, le malade présente souvent l'aspect typhique au complet ; d'autres fois l'état général n'est pas aussi accentué. L'apathie persiste comme à la première période.

La mort arrive alors dans cette période, soit par faiblesse progressive, soit par des complications intercurrentes.

Quand la guérison survient, et elle est rare, la convalescence est lente à s'établir, et ce n'est qu'après de longs jours, coupés souvent de complications qui menacent et entravent le rétablissement définitif, que l'on voit les malades présenter ce retour progressif des forces, présage de la guérison complète.

C'est ainsi que Gouge après 5 jours de mieux progressif, présente une phase de manie qui dure 10 jours. Elle refuse toute nourriture, on est obligé d'avoir recours à la sonde. Elle laisse aller sous elle, se lève à chaque instant, est prise par moment de délire furieux, offre enfin pendant cet accès, une loquacité extraordinaire ; elle parle et chante toute la nuit et tout le jour ; elle sort enfin la dernière du service spécial, après être restée 30 jours à l'hôpital.

Fleury s'améliore lentement ; elle reste encore 10 jours avant de pouvoir se lever ; elle présente pendant ce temps de l'œdème du bras quand elle sort enfin de son lit ; elle est très faible et reste encore 15 jours dans le service, avant de pouvoir demander sa sortie.

Les quatre malades qui ont succombé présentent avant la mort des complications graves, surtout du côté du système nerveux.

Agnan est dans un état de subdélirium continu : elle a de la rétention d'urine, on est obligé de la sonder ; elle se lève la nuit, sous l'influence du délire, on doit la maintenir au lit ; enfin elle tombe dans le coma ; l'aspect typhique est à son apogée. Le jour de sa mort, survient une hématurie abondante. L'agitation est grande, elle pousse des cris. Le bras droit est contracturé et les yeux convulsés en haut pendant les dernières heures de la vie.

Chady présente à deux reprises, 4 jours avant sa mort, une sorte de congestion cérébrale, accompagnée d'embarras de la parole. La face reste congestionnée, même après ces attaques qui durent chacune une demi-heure.

L'état typhique fait des progrès : les râles pulmonaires, qui prédominent aux sommets, augmentent, la stupeur est complète. Enfin quelques heures avant le décès, elle est prise d'une attaque de cyanose, pendant laquelle tout le corps est cyanosé, noirâtre. Cette cyanose persiste, bien qu'atténuée jusqu'à la mort qui arrive dans le coma.

Urine

L'examen de l'urine mérite d'attirer l'attention.

Nos 6 malades ont eu de l'albumine, 2 en plus, ont offert du sucre dans l'urine.

Chady et Gallier qui urinent sous eux, ont été d'un examen difficile ; les deux premiers jours de son séjour à l'hôpital, ce dernier présenta un léger nuage d'albumine.

L'urine de Chady examinée la veille de la mort, offre la même particularité.

Après 7 jours passés à l'hôpital, *Gouge* offre de l'albumine dans l'urine en petite quantité ; même constatation le dixième jour ; le douzième jour, début de la convalescence, rien dans l'urine ; du quatorzième au vingtième jour, on constate un léger nuage qui ne disparait définitivement que le vingt-deuxième jour.

Il faut noter ici la disparition passagère de l'albumine.

Le Pallier, depuis le moment où il urine, c'est-à-dire dès le quatrième jour de sa maladie jusqu'à sa mort, présente de l'albumine dans l'urine, mais les quantités pendant ces 9 jours, ont été très variables.

Pendant 3 jours on constate un peu d'albumine, puis pendant 2 jours une notable quantité ; puis pendant 2 jours de nouveau un peu d'albumine, puis enfin, la veille de sa mort, une grande quantité d'albumine.

Les deux dernières malades ont eu à la fois du sucre et de l'albumine dans l'urine.

Le lendemain de son arrivée à l'hôpital, Fleury, qui a été injectée et qui a guéri, présente un peu d'albumine dans l'urine. 3 jours après, il n'y a plus rien. Le septième jour (en période d'éruption), on constate un peu d'albumine. Le quinzième jour, elle a encore un peu d'albumine, et en revanche beaucoup de sucre.

Le lendemain, l'albumine a disparu ; reste encore un peu de sucre.

On doit noter ici l'apparition tardive du sucre.

Chez Agnan, dès le premier jour, on constate en même temps un peu d'albumine et un peu de sucre. Le lendemain, le sucre semble augmenter un peu ; puis, pendant 2 jours, elle n'urine pas. Le cinquième jour, il n'y a ni sucre ni albumine. Du septième au treizième jour, rétention d'urine, on la sonde, il n'y a rien dans l'urine ; le quatorzième jour (après 9 jours d'urine normale), on note de nouveau un peu d'albumine et pas mal de sucre. Le quinzième jour, elle perd un liquide roussâtre et sentant l'urine ; le lendemain, on la sonde et on retire 1 litre de liquide noirâtre, contenant une grande quantité de sang et offrant une odeur ammoniacale. Elle meurt ce même jour.

Il faut remarquer dans ce cas, d'abord le long espace de temps (9 jours) pendant lequel l'urine redevient normale ; puis ensuite, l'hématurie finale ; à l'autopsie, on constata une ulcération considérable de la vessie, qui ne se révéla que par l'hématurie ultime.

La température, dans ces cas chroniques, mérite d'être étudiée.

A part Gallier qui n'eût jamais de fièvre, le chiffre thermique fut toujours au-dessus de la normale pendant la période d'éruption ; quelquefois même, la poussée fébrile commence la veille de l'éruption.

Si tous ces malades ont eu de la fièvre, elle ne fut jamais bien forte. 38° est le chiffre généralement atteint, et le thermomètre s'y maintient pendant toute cette période, pour baisser au moment de la desquamation.

Si la mort doit survenir, il peut y avoir, dans les deux derniers jours, une ascension assez forte, témoin Chady qui atteint 39°4 et Agnan 39°8.

Les lésions observées à l'autopsie de ces malades, sont consignées dans chaque observation.

Ce qui domine, c'est la congestion les différents viscères. Congestion des poumons prédominente aux bases, issue d'un sang abondant de la surface de coupe, noyaux de bronchopneumonie disséminés par places, coloration intense des bronches.

Sur la partie terminale de l'intestin grêle, congestion encore caractérisée par de fines arborisations vasculaires allant par points jusqu'à la suffusion sanguine.

La congestion des reins et du foie est encore notée.

Mais, pour ce dernier organe, ce qui domine, c'est la dégénérescence granulo-graisseuse, marquée par les ilots jaunâtres notés dans les autopsies. Les modifications de la fonction hépatique sont inscrites dans les altérations de la bile, qui a perdu tous les caractères n.   aaux Ce n'est plus qu'un liquide citrin, transparent, analogue au liquide de l'ascite. Aussi les troubles de la fonction de cette glande, nous paraissent un des facteurs les plus importants de la terminaison fatale. Il ne faut pas oublier que deux malades sur trois, ont succombé, et chez plusieurs, le début de l'attaque cholériforme n'a eu qu'une gravité relative. La stase sanguine dans les méninges et le piqueté de la coupe de la substance cérébrale, relèvent encore de la congestion.

Une seule malade a présenté une ulcération de la vessie. Ce cas intéressant en lui-même, ne peut rentrer dans une relation générale.

Il reste donc ceci, que les lésions reconnues à l'autopsie appartiennent à la congestion, processus dont une des propriétés les plus importantes est la fréquente rétrocession sans lésions consécutives des organes.

C'est une raison de plus, pour nous, de mettre au premier plan les altérations hépatiques.

Il était donc légitime, au double point de vue de la Clinique et de l'Anatomie pathologiques, d'étudier, à part, sous le nom de forme chronique, ces cas particuliers qui, tous semblables entre eux, se séparent nettement des autres formes du choléra.

CAS CHRONIQUES

OBSERVATIONS.

Obs. 1. — *Diagnostic: choléra moyen à l'entrée, réaction typhique; éruption généralisée ; claque apoplectiforme; Anurie pendant 3 jours : Albuminurie ensuite jusqu'à la fin. Mort dans le coma : durée du séjour : 12 jours, du 12 au 24 novembre.*

Le Paillier, journalier, âgé de 38 ans.

Le début s'est fait brusquement par la diarrhée, les vomissements et les crampes.

12 nov. — A l'entrée, la cyanose et l'algidité sont accentuées. La voix est cassée, mais encore assez bonne. Le pouls est très faible, mais perceptible. Anurie depuis le début : Traitement, salicylate de bismuth, 6 gr, piqûres d'éther. Limonade vineuse.

Le 13, même état; pas d'urine, même traitement.

Le 14, vomissements répétés. On prescrit, vésicatoire à l'épigastre, inhalation d'oxygène. Anurie persiste.

Le 15, persistance des vomissements qui sont moins fréquents. Urine pour la première fois : un peu d'albumine.

Le 16, va mieux, est faible ; continuer le salicylate de bismuth, les piqûres d'éther; ajouter potion Todd à 60 gr. Toujours un peu d'albumine dans l'urine.

Le 17, la diarrhée persiste, la faiblesse a augmenté. On constate un peu de raideur des bras. Même état des urines; porter la potion de Todd à 100 gr.

Le 18, adynamie : la quantité d'albumine a augmenté.

Le 19, même état traînant, un peu de rougeur de la face. Toujours notable quantité d'albumine.

Le 20, même état général; l'urine contient moins d'albumine. Exanthème généralisé à tout le corps.

Face. — Rougeur, mais peu intense, du nez et des pommettes; cette rougeur ne disparaît pas complètement par la pression du doigt.

Membres supérieurs. — Aux deux coudes, du côté de l'extension, rougeur permanente et confluente au centre qui est l'olécrane; elle va s'atténuant sur les bords ; du côté du bras, elle se continue par des taches séparées, d'autant plus larges qu'on se rapproche davantage du coude, et d'autant plus étroites qu'on s'en éloigne davantage. Les taches s'étendent

14

moins loin, en descendant vers l'avant-bras, qu'en remontant vers le bras. La peau est saine du côté de la flexion.

Main gauche. — A la face palmaire de la main on constate une rougeur scarlatiniforme confluente, étendue aussi à la face palmaire des doigts. A la face dorsale, l'érythème se dispose en taches séparées plus rapprochées sur les extrémités que vers la racine du membre, mais qui redeviennent fort nombreuses au niveau des têtes des métacarpiens. On retrouve quelques taches disséminées sur la face dorsale du carpe, elles se continuent sur l'avant-bras. Au niveau de ces taches, la peau présente un aspect chagriné.

Coude gauche. — Outre la rougeur sus-indiquée, on note l'existence de croûtes brunâtres consécutives, à de petites pustules d'ecthyma, devenues confluentes; elles n'ont jamais été douloureuses, au dire du malade.

Main droite. — **Même** éruption plus prononcée et plus étendue ; mais disposition symétrique à celle de la main gauche.

Coude droit. — On retrouve des croûtes semblables à celles constatées sur le coude gauche : même origine.

Epaule. — Au niveau de la face externe du moignon de l'épaule des deux côtés, on note une éruption érythémateuse un peu saillante : pas de croûtes.

Le tronc et l'abdomen en avant comme en arrière, ne présentent aucune éruption. Rien non plus dans le cuir chevelu.

Membres inférieurs. — Genoux : du côté de l'extension existe une rougeur de la peau, analogue à celle que nous avons vue aux coudes. Rougeur confluente au niveau de la rotule, découpée sur les bords; elle se continue en haut sur le bord externe de la cuisse par des taches séparées; en bas, elle ne descend pas au-delà du tiers supérieur de la face antérieure de la jambe.

Rien du côté du creux poplité.

Sur la face antérieure de chaque rotule, et symétriquement disposée, on voit une petite pustule d'ecthyma contenant du pus à son intérieur.

Pieds. — Eruption confluente lisse et intense à la plante des deux pieds; les taches sont séparées vers le bord interne du pied. Elles s'étendent un peu sur la malléole interne, et la face dorsale du pied. La disposition est symétrique à droite et à gauche.

Les orteils ont une éruption analogue à celle des doigts.

Fesses. — Des deux côtés, même éruption confluente à la partie moyenne, et découpée sur les bords, où elle se continue par une série de taches jusqu'aux trochanters.

Ici, la desquamation commence en larges plaques cornées.

Le 21 nov., l'érythème existe toujours. Un bain d'amidon.

Le 22, même état ; l'urine contient un léger nuage d'albumine.

Le 23, réaction typhique vulgaire. La diarrhée est moins abondante. Beaucoup d'albumine dans l'urine. On prescrit un bain et une potion de Todd.

Le 24, l'éruption persiste généralisée : elle est même plus foncée, avec tendance à une teinte cyanique. La langue est sèche ; le malade est dans le coma.

A 11 heures et demie, attaque apoplectiforme, à laquelle j'assiste.

Le malade offre l'état suivant : contracture des deux membres supérieurs ; pas de paralysie. Chute de la paupière supérieure gauche. Dilatation de la pupille gauche, persistant après l'ouverture de l'œil. Contraction de la pupille droite.

La respiration est bruyante, stertoreuse. La perte de connaissance est complète. On applique des sinapismes sur les cuisses et sur les mollets.

A midi, le malade regarde autour de lui d'un air hébété : il ne répond pas aux questions, il a peine à remuer les bras et les jambes. Les pupilles sont égales ; il ouvre et ferme bien les yeux. On lui demande s'il veut boire, il fait signe que oui. Il avale assez bien. Le pouls marque 96. Mort à midi et demi.

Autopsie faite quatre heures après la mort.

Rien à noter à l'aspect extérieur du cadavre. Tissu adipeux moyennement développé ; assez fortement musclé. Cercle noir péricornéen surtout marqué à la partie inférieure.

Pas de liquide dans la cage thoracique.

A la section des grosses veines du cou, il s'écoule un sang assez fluide, d'un noir brun, dans lequel nagent en grand nombre, de petits caillots très menus.

Pas de liquide dans la cavité péricardique.

Le cœur a son volume, sa consistance et sa coloration ordinaires.

Dans ses cavités, caillots cruoriques assez développés. On constate la présence de plaques athéromateuses sur les valvules aortiques et mitrales, surtout sur la grande valve mitrale. L'aorte est saine.

Poumons. — Emphysème des sommets. Le tiers supérieur du poumon est constitué par un parenchyme insufflé rose clair. La base du lobe supérieur est congestionnée.

Les lobes inférieurs et surtout leur base, ont une coloration rouge brunâtre en certains points de leur étendue, lie de vin dans d'autres. Le parenchyme est friable, et le doigt y laisse une empreinte profonde. Les parties lie de vin crépitent mal. Les parties hépatisées ne crépitent pas. A la coupe, même aspect.

Issue d'un sang rouge de consistance sirupeuse et d'un liquide spumeux aéré, couleur lie de vin. Le tissu hépatisé va au fond du vase rempli d'eau ; les parties lie de vin nagent entre deux eaux.

Au palper, les bases présentent des noyaux de bronchopneumonie du volume d'une châtaigne et dont la consistance tranche avec celle du parenchyme voisin. Pas d'adhérences pleurales.

Les *bronches*, très congestionnées, sont recouvertes d'une couche épaisse de mucosités.

Pas de liquide dans la cavité abdominale.

Le *foie* présente une coloration rouge foncée. Son poids est de 1,700 grammes. On y remarque une dizaine d'îlots jaunâtres, qui à la coupe se prolongent dans l'épaisseur de parenchyme à la profondeur de 1 à 1 centimètre et demi. Ils sont de forme irrégulière. Le foie est congestionné, la surface de coupe laisse écouler beaucoup de sang.

La *vésicule biliaire* est augmentée de volume d'un tiers environ. Elle est tendue par un liquide tel que la vésicule paraît absolument transparente. Si l'on presse sur la vésicule, le liquide s'écoule ; il offre une coloration citrine, et a tout l'aspect d'un liquide d'ascite.

Les *reins*, qui pèsent 220 grammes chaque, sont augmentés de volume ; légère adhérence de la capsule qu'on ne peut détacher sans enlever quelques particules de la glande. A la coupe, traces de congestion sur les pyramides.

Vessie saine. La *rate* est petite, dure. A la coupe, le tissu splénique est normal, mais pâle. La capsule est ridée, le poids est de 125 grammes.

L'*estomac et le péritoine* sont sains. Les *ganglions mésentériques* sont notablement tuméfiés.

Intestins. — Le duodenum a sa coloration normale ; mais vers la partie moyenne de l'iléon se remarquent des signes évidents de congestion sous forme de plaques rougeâtres disséminées ; en d'autres points, sur un fond de coloration normale, se dessinent de fines arborisations vasculaires.

La congestion devient plus accusée, vers la partie terminale de l'intestin grêle ; on y voit de larges plaques ecchymotiques. A l'ouverture, l'intestin contient des *matières fécales* ; après avoir été lavé, il présente un enduit muqueux. Rien de particulier sur la première portion de l'intestin grêle, mais vers sa partie terminale, les taches cyaniques et ecchymotiques sont plus accentuées et prennent par place un aspect lie de vin foncé, qui se détache sur le fond rouge uniforme de la muqueuse. Cette muqueuse est parsemée de petits grains nombreux transparents et rougeâtres,

confluents et abondants à mesure que l'on se rapproche de la valvule
iléocœcale.

Gros intestin. — Rien, si ce n'est quelques arborisations vasculaires.

Cerveau. — Les méninges sont congestionnées surtout au niveau du
bord formé par la réunion de la face interne et de la face externe des
hémisphères. On distingue quelques plaques blanchâtres et opalines à
la partie supérieure de la scissure de Rolando, et de la scissure perpen-
diculaire externe. Cette opalescence, est également très nette au niveau
de la scissure de Sylvius; quelques traînées blanchâtres se retrouvent
également le long de la scissure temporale.

On note de la congestion des plexus choroïdes.

La substance cérébrale est congestionnée : à la surface de coupe piqueté
rougeâtre de chaque point duquel la pression fait sourdre une gouttelette
de sang.

Congestion des vaisseaux du bulbe.

OB. II. — *Diagnostic : choléra moyen à l'entrée ; réaction traînante ;
hébétude et stupeur progressives ; hoquet ; subictère ; érythème de la
face, du corps et des membres ; anasarque ; selles sanglantes ; albuminurie ; mort ; durée du séjour : 18 jours, du 15 novemb. au 3 décemb.*

Gallier François, marchand des quatre saisons, âgé de 44 ans.

Alcoolique. Début il y a deux jours, par de la diarrhée qui a duré
toute la nuit du vendredi 14, au samedi 15. Hier, vomissements abondants, crampes

Le 16 nov. — N'a pas uriné. Algidité sans cyanose ; pouls assez bon.
Urine le soir ; léger nuage d'albumine. Traitement : salicylate de bismuth
bouillon, potages et lait.

Le 17, va mieux : même prescription. Urine : léger nuage d'albumine..

Le 18, pas de diarrhée : demi portion d'aliments.

Le 19, état languissant. Le malade est faible ; potion de Todd.

Le 21, un peu de diarrhée, réaction un peu traînante : salicylate de
bismuth, 5 grammes.

Le 23, langue blanche, ventre pâteux encore déprimé. Bruits du
cœur faibles ; même traitement. Badigeon phéniqué à l'épigastre.

Le 24, langue sale, lenteur des réponses ; un peu d'hébétude, ne veut
pas manger. Très peu de diarrhée. Même traitement : un bain, viande
râpée dans son potage.

Le 25 et le 26, même état général.

Le 27, reste apathique, ne mange pas. On remarque une teinte subictérique du corps, plus marquée aux conjonctives. Le foie un peu gros, est
douloureux. Le malade est très affaibli ; le pouls reste bon : 72.

Apparition d'une éruption morbilliforme, disséminée, discrète, avec maximum au niveau des articulations du côté de l'extension. Continuer la potion de Todd ; un bain.

Le 29, il a l'air fatigué. Stupeur ; il ne se plaint pas.

La *face* est rouge par suite d'une éruption morbilliforme confluente au front et au nez, mais plus discrète sur les deux joues. Déjà la desquamation commence au niveau du front.

Cette éruption existe aussi sur les faces antérieure et postérieure du thorax. Rien à l'abdomen. Sur les membres, l'exanthème se retrouve au maximum sur les jointures du côté de l'extension.

A la face palmaire des mains, elle est confluente, et d'un rouge uniforme ; sur les coudes, se trouvent quelques croutes d'ectyma. Il en existe aussi sur les membres inférieurs, au niveau des genoux

La plante des pieds présente une teinte rouge uniforme.

La langue est sale, desquamée sur les bords.

On constate une anasarque généralisée. Le malade ne vomit plus, mais il éprouve un hoquet persistant. La diarrhée est supprimée : la pression est douloureuse dans la fosse iliaque droite ; il n'y a pas de gargouillement. Pas de douleurs dans le reste de l'abdomen.

Le pouls est plein, fort et régulier ; son rhythme est légèrement retardé au moment du hoquet. Les bruits du cœur sont normaux, bien frappés ; l'impulsion de la pointe est forte.

La température rectale est basse : 36°1. L'axillaire donne 35°5.

Le 30, le malade persiste à ne pas vouloir manger. On doit lui passer la sonde œsophagienne. Mais par la suite, le malade ne veut plus desserrer les dents. On lui fait prendre une pâte alimentaire ainsi composée : Todd au rhum, et poudre de viande de chaque, deux cuillérées, lait quatre cuillerées.

L'érythème a augmenté. Le malade est toujours déprimé, comme stupide, il a une diarrhée bilieuse ; ses garde robes contiennent du sang.

Le 1er décembre, à une heure et demie, on lui introduit une sonde urèthrale par le nez, et on lui injecte par ce moyen quatre cuillerées de poudre de viande délayées dans un demi litre de lait, cette dose est répétée deux fois dans la journée

Le 2, l'état général est le même. L'érythème a un peu pâli. On continue les injections alimentaires ; on en fait trois par jour.

Le 3, état général toujours grave, la stupeur est plus complète, l'affaiblissement plus grand. On fait deux injections alimentaires, il les garde bien. Dans la soirée, la faiblesse augmente, les extrémités sont froides.

Apparition des râles trachéaux. Mort à 5 heures du soir sans phénomène d'excitation, du côté du système nerveux.

Autopsie faite le 4 au matin. Cadavre assez maigre.

Cage thoracique. — Pas de liquide dans les plèvres. Légère adhérence intercostale du poumon droit. *Poumon droit,* emphysème au sommet. Le lobe supérieur a sa coloration normale. Le lobe inférieur congestionné, est d'un rouge foncé, il crépite mal. Même coloration de la coupe, issue d'un liquide sanguin très épais. Friabilité extrême du parenchyme où le doigt pénètre facilement. *Poumon gauche,* même congestion du lobe inférieur, qui présente quelques noyaux de broncho-pneumonie. Même aspect de la coupe, même friabilité du tissu pulmonaire. Le péricarde contient une cuillerée de liquide citrin. *Cœur* rien, caillots mous dans les ventricules.

Foie. — Congestion des veines contenues dans le ligament suspenseur. Poids : 2180 grammes. Coloration normale de la surface extérieure de l'organe. Au voisinage du ligament suspenseur, on trouve quelques ilots jaunâtres disséminés. A la coupe : congestion du parenchyme : issue d'une assez grande quantité de sang. Friabilité extrême du tissu hépatique. *Vésicule biliaire* petite contient 20 grammes d'une sérosité citrine n'offrant aucun des caractères de la bile normale. Dans ce liquide, nagent quelques grumeaux jaunâtres.

Rate est d'un volume à peu près normal à son poids : 130 grammes elle est molle, friable, injectée. *Le péritoine* est sain.

Les intestins sont distendus par une grande quantité de matières. L'intestin grêle est très congestionné. Les arborisations vasculaires sont surtout nombreuses à la partie terminale de l'intestin grêle, et dans le segment initial du gros intestin. On trouve en ces points, quelques plaques d'un rouge sombre. Psorentérie évidente : saillies nombreuses formées par les follicules isolés.

Les ganglions mésentériques sont injectés. *Le pancréas* est normal. Les reins congestionnés présentent des kystes disséminés à leur surface. Il en existe un volumineux sur le rein gauche. Chacun de ces organes pèse 220 grammes.

Cerveau, congestion assez vive des méninges. Liquide arachnoïdien abondant. Adhérences partielles de l'arachnoïde à la dure mère.

Les veines de la base du cerveau sont gorgées de sang. Les ventricules ne contiennent pas de liquide. La substance blanche est moins congestionnée qu'à l'ordinaire. Le cervelet et le bulbe, sont sains.

Obs. III. — *Diagnostic : Choléra grave. Réaction typhique. Eruption généralisée. Plaques diphthéroïdes de la bouche. Herpès. Troubles de la parole. Urines rougeâtres. Albuminurie. Mort dans le coma. Durée du séjour, onze jours, du 20 novembre au 1er décembre.*

Chady Augustine, ménagère, âgée de 29 ans, alcoolique et tuberculeuse.

Début brusque la veille au soir, par de la diarrhée, des vomissements, et des crampes dans les mollets et dans les bras. Algidité dans la nuit. Est entrée le 20 novembre au matin.

État actuel. — Algidité prononcée de la face et des mains. Cyanose des mêmes parties. Les yeux sont excavés. La langue est très sale. La soif est vive. L'anoréxie est complète. Le ventre est mat, indolore spontanément, il est sensible à la pression, on perçoit le gargouillement. Le ventre n'est ni ballonné, ni déprimé en bateau. Le pouls radial est insensible des deux côtés ; les bruits du cœur sont encore assez forts. Poumons. — Submatité des deux sommets, plus marquée sous la clavicule droite, craquements à ce niveau.

À 10 heures du matin, injection intra-veineuse de 2000 grammes de la solution chlorurée et sulfatée sodique (n° 1).

À 9 h. 1 2, température rectale : 36°5. À 10 h. moins 21, temp. 36°8.

Au 30e coup de pompe, elle commence à parler. — Au 37e la température : 36°7. Le pouls commence à être sensible : 106.

Le sang recueilli dans une éprouvette au commencement de l'injection se coagule en une minute et demie.

Une demi-heure après l'injection, la température égale 37°2.

Le 21, la malade est retombée en algidité ; elle vomit encore, mais moins qu'hier. On prescrit badigeon phéniqué à l'épigastre. Salicylate de bismuth, 5 grammes. Eau albumineuse. Eau de Seltz.

Le pouls radial est insensible. Les mains sont froides et un peu cyanosées. Le nez et la langue sont froids. Les yeux sont excavés.

Deuxième injection intra-veineuse, à 10 h. 1 2 du matin (2000 grammes n° 1).

Avant l'injection, une piqûre d'éther. La température est. 37°4.

Coups
de pompes.

  9. Le pouls radial devient déjà comptable : 128. Le sang recueilli au début de l'opération, commence à se coaguler après deux minutes et demie. La coagulation est complète, après cinq minutes et demie.

21. Température : 37°4, le pouls est très bon.

33. La respiration égale 32 par minute. Elle est calme et assez superficielle.

40. Température : 37°45. Le pouls radial est toujours très bon : 126.

52. La malade s'intéresse à son opération, elle demande des nouvelles de son enfant malade dans la même salle.

55. Le pouls est bon, les battements du cœur sont assez forts.

La température : 37°4. Le pouls radial marque 120.

65. La malade se plaint de bouffées de chaleur au visage.

70. Nausées sans vomissement.

90. Température rectale : 37°4. La cyanose des mains a diminué.

100. Pouls radial, bon, très sensible, rapide 116.

On fait une deuxième piqûre d'éther.

Un quart d'heure après, la température rectale marque 37°4.

Le 22 novembre, la malade va bien, le pouls est petit 116.

Encore un peu de diarrhée. Soif vive. On prescrit salicylate de bismuth, 6 gr. Potion de Todd, 60 gr. avec citrate de caféine, 0,60. Eau de seltz. Glace. Oxygène. Un bain tiède. Le soir, le pouls radial : 112.

Le 23, continuation des vomissements. Le ventre n'est ni sensible, ni ballonné, ni déprimé. Pas d'éruption. Même traitement. Un bain. Le soir, pouls : 108.

Le 24, elle se plaint d'anxiété précordiale. La langue est encore un peu sale. Le ventre est un peu sensible, la diarrhée est très diminuée, elle a vomi un peu; continuer le salicylate de bismuth. Elle dit que les bains la soulagent. Le soir, elle vomit toujours. Pouls : 96.

Le 25, a bonne mine et va bien.

Le 26, on note un peu de rougeur de la face.

Le 27, va bien, l'éruption est complètement développée.

Plaques rouges sur la face. Sur le coude droit au niveau de l'olécrâne pustules d'ecthyma, entourées d'un peu de rougeur. A la fesse droite, pustules ulcérées entourées d'une rougeur confluente. Cette éruption ne s'étend ni jusqu'aux trochanters, ni jusqu'à la ligne médiane.

Aux deux régions rotuliennes piqueté rouge foncé de croutes d'un petit diamètre situées sur un fond rouge uniforme ; ces points sont nombreux et siègent à toute la face antérieure des rotules.

La malade va bien d'ailleurs. Le ventre est un peu douloureux surtout dans la fosse iliaque droite. Le cœur est un peu faible. Le pouls bien sensible est encore faible. La langue est un peu sèche, mais bonne. Les yeux sont encore excavés. Elle n'a presque plus de diarrhée. On donne un bain à 11 heures du matin.

Pendant le bain, elle a été prise d'un embarras subit de la parole; il lui a été impossible de parler. Pendant ce temps, la face était congestionnée et très rouge. Pas de fourmillements. Ces phénomènes ont disparu à la sortie du bain. — Dans la journée, reprise des mêmes phénomènes qui se sont ensuite dissipés.

Le soir à 4 h. 1/2, la malade est rouge, elle a l'air fatigué, mais en ce moment, elle n'a ni fourmillements, ni perte de la mémoire. Elle nomme bien les objets qu'on lui montre. Pas de paralysie de la face, des membres ou du tronc. Pas de paralysie oculaire. Pupilles égales, ni contraction, ni dilatation.

Le 28, l'éruption a augmenté, la face est toute rouge, on note des élevures rouges sur un fond rouge, uniforme et plus clair. L'éruption n'est pas confluente au dos, ni aux mains.

La langue présente sur sa face inférieure une plaque diphthéroïde occupant au plancher de la bouche le frein et les saillies des glandes sublinguales. Cette plaque, d'un jaune clair un peu verdâtre, est adhérente à la muqueuse. La gorge est rouge mais n'offre pas de plaques analogues. La face palmaire des deux mains est d'une rougeur confluente et uniforme. Il existe un peu d'inflammation autour de la plaie d'injection du bras gauche. Les ganglions axillaires ne sont pas engorgés.

Le 29, la rougeur de la face a augmenté, elle est absolument confluente.

La rougeur est très discrète à l'abdomen, discrète à la paroi antérieure du thorax, cohérente aux bras, confluente à la face palmaire des deux mains. L'éruption est cohérente à la paroi postérieure du thorax, mais plus sur les côtés, que sur la ligne médiane.

Aux genoux le piqueté a pâli, mais les taches qui le composent se sont élargies et entourées d'une zône de desquamation.

La plaque diphthéroïde qui existait sur la langue a été enlevée, l'épiderme est desquamé, mais cette plaque s'est reproduite partiellement.

La langue est sèche, tuméfiée, douloureuse aux mouvements et à la pression. La parole est un peu embarrassée. La bouche est rouge, il n'existe pas de plaques diphtéroïdes à la face interne des joues. Le pharynx est rouge, douleur à la déglutition, pas de plaques.

Pas d'engorgement ganglionnaire, ni sous le maxillaire, ni à l'angle de la mâchoire. La partie médiane de la région sus hyoïdienne est un peu empâtée et douloureuse à la pression. Les mouvements de la mâchoire ne sont nullement gênés.

Elle ne vomit plus. Le ventre est encore un peu douloureux, elle n'a plus de diarrhée.

Poumons. — Râles sibilants et ronflants généralisés. — Expectoration purulente. Le pouls est bon, régulier, assez fort : 96. Les battements du cœur sont bien frappés, pas de bruits anormaux. La malade laisse aller sous elle, on la sonde pour examiner les urines, qui sont légèrement albumineuses et un peu rougeâtres. — Pas de métrorrhagie. On prescrit un bain avec affusions froides.

Le 30. Le visage est complétement rouge et d'une façon uniforme. Dans le reste du corps, l'éruption a augmenté. *Au Visage* il n'y a plus que quelques points qui ne sont pas rouges et qui contrastent nettement avec les parties voisines.

— 115 —

Les plaques diphthéroïdes du frein de la langue existent toujours. La région sublinguale est tuméfiée. La langue est sèche, douloureuse. L'haleine n'est pas très fétide.

La bouche présente à son orifice quelques vésicules d'herpès surtout abondantes au niveau des commissures labiales. Le pharynx est toujours rouge, sans plaque diphtéroïde.

Quand on fait asseoir la malade, on détermine une quinte de toux, mais elle ne crache pas. Dans le thorax, râles abondants généralisés, ronflants et sibilants. L'intelligence est bien conservée.

Continuer les prescriptions. Donner un bain d'amidon à 2 heures.

Après le bain, à 3 heures, léger frisson.

A 4 h. 1/2, la malade est un peu affaissée. Les plaques diphtéroïdes existent toujours. Elle se plaint de dysphagie.

La langue est sèche, dure, douloureuse à la pression, difficile à examiner. On ne peut l'abaisser pour voir le pharynx. La région sus-hyoïdienne est toujours empâtée, mais pas douloureuse. Pas d'engorgement ganglionnaire. Les urines contiennent un peu d'albumine.

Le 1er décembre, la langue est cuite, douloureuse, on ne peut voir la gorge. La desquamation commence à la face, principalement au nez, à la lèvre supérieure, au front. Elle existe aussi au cou. La rougeur a diminué sur le reste du corps; mais il n'y a pas encore de desquamation.

Depuis hier, écoulement blanc rosé vulvaire. La malade dit qu'elle devait avoir ses règles vers la fin de novembre.

Les plaques diphthéroïdes existent toujours à la face inférieure de la la langue et sur le plancher de la bouche.

Il n'y a plus de râles sonores dans la poitrine. Le pouls radial, difficile à compter, semble légèrement dicrote. La malade se plaint, ne peut rester au repos, agite continuellement les mains. La stupeur n'a pas diminué; elle répond à peine aux questions qu'on lui pose. Dans la journée, elle a eu brusquement vers 2 heures de l'après-midi, une sorte d'attaque, durant laquelle elle est devenue cyanosée noire. On la couvre de ventouses sèches. Vers trois heures, la cyanose persiste encore un peu; elle a de la dyspnée. Cet état dure à peu près toute la journée; elle est plongée dans une indifférence comateuse.

Morte à 6 heures du soir, sans phénomènes d'excitation du côté du système nerveux.

20 nov.	— T. mat. 37°6; soir 37°6.	26 nov.	— T. mat. 37°8; soir 37°8.
21	— T. mat. 37°; soir 38°4.	27	— T. mat. 38°; soir 38°8.
22	— T. mat. 37°; soir 37°8.	28	— T. mat. 38°2; soir 39°5.
23	— T. mat. 36°6; soir 37°6.	29	— T. mat. 38°5; soir 38°2.
24	— T. mat. 36°8; soir 37°5.	30	— T. mat. 38°; soir 38°8.
25	— T. mat. 37°4; soir 38°2.	1er déc.	— T. mat. 38°; soir 38°6.

Autopsie. — Faite 14 heures après la mort.

Le cadavre est bien conservé ; pas de putréfaction cadavérique. Le visage est cyanosé ; cyanose hypostatique des parties déclives. L'éruption n'existe plus ; les téguments sont pâles et exsangues aux points où existaient l'érythème pendant la vie. Cependant au niveau des régions rotuliennes, où l'on avait noté des points ecchymotiques, persistent encore quelques taches.

Incision du cadavre sur la ligne médiane. Le particule adipeux souscutané est considérable, il ne présente pas d'altération. Les muscles de l'abdomen bien développés sont sains, pas de points hémorrhagiques. Pas d'épanchement dans la cavité péritonéale, l'épiploon est chargé de graisse.

Foie. — Il est assez volumineux : sa situation est assez élevée dans l'hypochondre pour refouler le poumon. Elle atteint la quatrième côte. Au niveau du lobe de Spigel, près du sillon transverse, on trouve quelques traces de périhépatite. Extérieurement, le foie présente une coloration rouge jaunâtre assez uniforme. De la surface de section s'écoule une assez grande quantité de sang. Le tissu hépatique est légèrement graisseux ; mais on ne trouve pas de ces plaques jaunes de dégénérescence graisseuse, signalées dans les autres autopsies. Pas de cirrhose.

Voies biliaires. — Les canaux hépatiques cholédoque et cystique sont sains. La vésicule biliaire est à demi pleine de liquide ; la coloration extérieure est rouge, avec une teinte jaune claire. On fait sortir par la pression environ 35 grammes d'un liquide jaune clair, hyalin, muqueux, qui n'offre aucun des caractères de la bile normale.

Pas de calculs.

Rate. — La situation de ce viscère est normale. Extérieurement sa couleur est d'un bleu violacé. Pas de périsplénite. La consistance, le volume du viscère sont normaux ; il pèse 135 grammes. A la coupe, le tissu n'est nullement diffluent, mais on note une hyperthrophie avec congestion des granulations de Malphighi.

Estomac n'est pas dilaté, coloration blanc rosé ; pas d'adhérence. A l'intérieur, pas de lésions appréciables.

Intestin grêle. — Dans toute sa longueur il est distendu par les gaz. La coloration extérieure est normale dans sa partie supérieure. Dans la partie inférieure, on note une fine arborisation vasculaire dont le maximum se trouve à la fin de l'iléon et au niveau de la valvule de Bauhin. En aucun point de la surface péritonéale, on ne trouve d'exsudat, ni de desquamation endothéliale. Les anses intestinales sont parfaitement lisses, sans adhérences d'aucune sorte. Après incision le long du bord mésentérique, on voit que la surface interne est rec uverte dans toute sa longueur par un enduit muqueux verdâtre, qui se détache par le raclage. Au-dessous, la muqueuse paraît saine dans sa partie supérieure; mais à la fin de l'iléon on reconnaît une injection vasculaire assez vive. Les plaques de Peyer ont l'aspect de barbe fraîchement rasée.

Pas de psorentérie. Pas d'ulcérations. Vers la fin de l'iléon on note deux ecchymoses noirâtres, en voie de régression. Ces taches ont le diamètre d'une pièce de cinquante centimes; elles sont visibles du côté de la séreuse.

Gros intestin. — Il est aussi distendu par les gaz. A l'intérieur, on voit des arborisations vasculaires rougeâtres. Ni psorentérie, ni ulcérations.

Reins. — L'atmosphère cellulo-adipeuse est normale. La consistance du viscère n'est pas modifiée. Il se décortique bien. A la coupe, congestion assez vive de la base des pyramides. Dans ces points, on voit facilement les vaisseaux de la substance corticale gorgés de sang. Les bassinets normaux ne contiennent pas de calculs.

Thorax. — En enlevant le sternum et la partie antérieure des côtes, on rencontre des adhérences extrêmement serrées, qui unissent intimement le sommet des deux poumons, à la paroi thoracique.

Plèvres. A droite. — Outre les adhérences déjà notées à la partie antérieure, on trouve en arrière, des adhérences anciennes, vascularisées et organisées qui disposées en filaments et en lames, réunissent la partie intérieure du lobe supérieur et la partie supérieure du lobe inférieur aux parties correspondantes de la paroi thoracique. Au sommet, existent quelques adhérences lâches et faciles à déchirer. Les scissures interlobaires sont toutes deux comblées par des adhérences anciennes et intimes.

Mêmes adhérences de la plèvre médiastine, surtout au niveau du péricarde.

A gauche. — Outre les adhérences de la partie antérieure, on note que sur toute la longueur de la cavité pleurale, le poumon adhère à la paroi costale, de telle sorte, que celle-ci se soulève en même temps que le poumon. Si l'on cherche alors à séparer la plèvre du poumon, on déchire ce parenchyme. Ici encore, il y a des adhérences interlobaires. Le poumon adhère au médiastin. En somme, la presque totalité de la plèvre est altérée de ce côté. En aucun point de la surface de la plèvre ou de ces adhérences, on ne note de tubercules.

Poumons. — Le *poumon droit*, dans sa partie postérieure est pâle. On note un peu d'emphysème au niveau de la partie postérieure de son bord inférieur. Le parenchyme crépite bien, sauf à la partie supérieure où l'on sent quelques nodules dans son épaisseur.

La coupe de l'organe est normale en bas. Au sommet, les nodules sont formés par des tubercules caséeux peu nombreux, du volume d'un pois, et dont le contenu demi-fluide se vide aisément par la pression.

Pas de cavernes. Les bronches de ce poumon présentent une congestion vive de la muqueuse. Les ganglions bronchiques correspondants sont tuméfiés et noirâtres.

Poumon gauche. — Dans sa partie supérieure, il a une coloration à peu près normale. La palpation y dénote l'existence d'une grande quantité de petits nodules, formant collectivement à la partie la plus élevée du sommet, une masse qui offre à peu près le volume d'un œuf de poule. La coupe fait apparaître une grande quantité de tubercules caséeux, séparés les uns des autres par une zone peu épaisse de pneumonie chronique. La matière que renferment ces nodules est plus liquide qu'au poumon droit. Pas de cavernes.

Le lobe inférieur du même poumon présente des lésions importantes. A la surface, il offre une coloration lie de vin. Il ne crépite plus à la pression. Le tissu pulmonaire est assez ferme ; la pression du doigt y laisse un godet profond. A la coupe, il s'écoule un liquide spumeux, sanguinolent et couleur lie de vin. Cette partie du poumon surnage sur l'eau ; on ne trouve nulle part de noyaux de broncho-pneumonie. Les bronches sont le siège d'une vive congestion. Les ganglions bronchiques sont volumineux et noirâtres.

Péricarde. — Nous avons déjà noté qu'à sa face externe, le péricarde fibreux est uni par des adhérences intimes à la face médiastinale des deux poumons. A la face interne, la séreuse paraît saine et ne contient pas de liquide.

Cœur et péricarde viscéral. — Le cœur est de volume et de consistance ordinaires. A la face antérieure du ventricule droit, se trouve une plaque laiteuse, de forme quadrilatère et du diamètre d'une pièce de cinq francs. Pas de surcharge graisseuse. Les vaisseaux coronaires sont sains. Le myocarde est un peu pâle. Le cœur s'est arrêté en systole.

Les cavités ventriculaires droite et gauche et leurs orifices sont sains. L'aorte est normale.

On voit sur le plancher de la bouche, les fausses membranes notées pendant la vie.

Centres nerveux. — A l'ouverture de la cavité cranienne, pas d'adhérence de la dure mère à la voute osseuse. Les sinus sont gorgés de sang.

Les vaisseaux de la pie-mère sont dilatés. A la coupe du cerveau, on note un piqueté vasculaire très net du centre ovale, en compriman légèrement, on fait sourdre de la surface des gouttelettes de sang noir. Les ventricules latéraux sont normaux. Les veines du corps strié sont volumineuses. Les plexus choroïdes sont rouges et gorgés de sang, la toile choroïdienne participe à cette hypérémie. Les noyaux gris centraux sont sains. En somme, pas d'autre lésion que de la congestion veineuse.

La troisième circonvolution frontale gauche, pas plus que la droite, ne présente d'altération appréciable. La pie mère se détache facilement à leur niveau. A la coupe, congestion vive de la substance grise et de la partie sous-jacente de la couronne rayonnante de Reil.

Le cervelet est sain : simple congestion des méninges.

Bulbe et protubérance. — Simple congestion pie-mérienne. Les veines qui rampent sur le plancher du quatrième ventricule, sont dilatées ; nulle part, il n'y a de suffusion sanguine.

Organes génito-urinaires. — La vessie présente à sa face interne quelques arborisations d'un rouge vif.

L'utérus est un peu développé. Il contient dans son intérieur un corps rougeâtre moulé sur la cavité et qui adhère à la muqueuse, au voisinage du fond de l'organe seulement. La coupe montre que ce corps est dû au développement d'un embryon.

Les trompes sont d'un rouge lie de vin, assez intense.

Les ovaires sont sains, le droit présente entre une cicatrice étoilée et un corps jaune, en voie de régression.

Obs. IV. — Diagnostic : Choléra moyen à l'entrée. Réaction typhique avec prostration et délire ; Erythème d'abord discret, puis confluent et généralisé ; Bronchite ; Conjonctivite ; Rétention d'urine ; Hématurie ; Albuminurie ; Glycosurie ; Durée du séjour 15 jours, du 9 novembre au 24 novembre ; Mort.

Agnan Célina, âgée de 30 ans, blanchisseuse, alcoolique.

Bonne santé habituelle. Boit deux litres de vin par jour. Début il y a deux jours, à trois heures de l'après-midi par des vomissements abondants. La diarrhée est apparue deux heures après : selles d'abord verdâtres, puis roussâtres. Alors sont survenues des crampes dans les mollets, les bras, et au creux épigastrique. La voix s'est cassée. Elle a eu un léger frisson. Anurie. Cet état s'est continué hier, sans changement.

A l'entrée, abattement considérable ; le faciès est légèrement cyanosé, le nez est froid, la peau a conservé sa chaleur sur le corps. Les mains sont froides et un peu violacées. Le pli fait à la peau persiste, sans s'effacer.

La langue est sale et sèche. La soif est très vive. Les vomissements sont arrêtés depuis deux heures, mais la diarrhée persiste ; elle a déjà eu sept à huit selles. Le ventre, qui est insensible à la pression, présente un peu d'empâtement et de gargouillement. Les crampes sont moins fortes. Elle a ses règles depuis ce matin. Elle urine pour la première fois depuis deux jours ; on constate la présence d'un peu d'albumine et de sucre. Les battements du cœur sont réguliers. On note un léger souffle systolique à la pointe. Le pouls très faible est régulier, assez rapide : 90. Rien dans les poumons. La température rectale marque 37°8. On prescrit des injections d'éther, une potion au laudanum et au bismuth, de l'eau albumineuse et du thé au rhum.

Le 10, elle a eu trois vomissements verdâtres. On lui donne de la glace. A cinq heures, une piqûre d'éther. La peau est froide, les vomissements continuels, les selles nombreuses, elle a uriné un peu. On note un léger nuage d'albumine et une plus grande quantité de sucre. La température marque 37°.

Le 11, le faciés est un peu coloré, mais la malade est toujours abattue ; elle a cependant reposé la nuit. La langue est sale et un peu sèche. La soif est toujours vive. La diarrhée a diminué : elle n'a eu que deux selles. Les vomissements ont disparu, il reste du hoquet. Pas de crampes. Elle n'a pas uriné depuis hier soir. Continuer le traitement : ajouter des inhalations d'oxygène. Le pouls est petit, faible, rapide : 100. La malade se plaint de douleurs dans le cou, de maux de reins ; l'abattement persiste, elle a eu trois selles dans la journée. Le ventre est un peu ballonné, sensible, mais il n'y a pas de taches rosées lenticulaires. Avec une température toujours près de 38° on ne peut se défendre de l'idée d'une fièvre typhoïde.

Le 12, très agitée pendant la nuit, la malade s'est levée, a couru dans la salle : on a été obligé de l'attacher. Ce matin, prostration, la langue très sèche est sale, la soif est ardente. Trois selles seulement ; pas de vomissements. Ventre sensible, ballonné, offre un peu de gargouillement, pas de taches rosées. La peau est chaude. Le pouls à 96 est régulier, petit. Continuer le traitement, supprimer la glace et l'oxygène, donner un lavement de deux grammes de chloral dans deux cent cinquante grammes de lait. Pas d'urine.

Le 13, même état. Même abattement le jour, même délire la nuit ; elle ne répond pas bien aux questions qu'on lui pose. Pas de bourdonnements d'oreille. Urine de nouveau : ni sucre ni albumine. Traitement : deux lavements de chloral, un le matin et un le soir. Potion avec 60 grammes de rhum.

Le 14, a été tranquille la nuit, même prostration. Quatre selles, pas de vomissements. La langue rouge est très sèche. Sur le ventre et sur la poitrine, on découvre quelques taches rosées lenticulaires. Traitement : le même : ajouter salicylate de bismuth, quatre grammes. La malade n'urinant pas, on explore la vessie qui est pleine. Cathétérisme : Ni sucre, ni albumine.

Le 15, la prostration persiste, la langue est très sèche. Diarrhée moins liquide : quatre à cinq selles. Le ventre est toujours sensible et ballonné.

La peau est chaude. Les taches rosées lenticulaires sont plus nombreuses : On arrive à en compter une quinzaine. Pas de phénomènes nerveux en dehors de l'agitation nocturne. Pouls irrégulier, 38. Même traitement.

Le 16, même état typhique, pas de nouvelles taches : Dix selles. Le pouls est moins irrégulier, 100. De nouveau rétention d'urine : on retire deux litre et demi. Ni sucre, ni albumine. Même traitement, salicylate de bismuth, 8 grammes.

Le 17, réaction typhique, langue très sèche, moins de diarrhée : quatre selles. N'urine toujours pas, la sonde retire deux litres d'urine normale.

Éruption érythémateuse sur les bras et surtout le droit, se présentant sous forme de plaques, dont les bords se touchent pour quelques unes, mais qui pour la plupart sont séparées les unes des autres par des intervalles de peau saine. Variant de la grandeur d'une pièce de cinquante centimes à une pièce de un franc, plus nombreuses à la face interne des bras, elles ne sont le siège d'aucune démangeaison et elles s'effacent par la pression.

Sur les membres inférieurs, on ne trouve qu'une quinzaine de ces taches disséminées sur les deux jambes, aucune n'avoisine les articulations.

Sur le ventre persistent les taches rosées lenticulaires dont le nombre n'a pas augmenté, et qui se distinguent facilement des plaques qui existent sur les membres. Traitement : Todd à cent grammes, salicylate de bismuth cinq grammes. Eau vineuse. Deux piqûres d'éther matin et soir.

Le 18. Même état typhique. L'éruption n'a pas augmenté : elle a un peu pâli, légère desquamation scarlatiniforme au niveau du nez.

La rétention d'urine nécessite l'usage de la sonde : on retire deux litres d'urine normale. La diarrhée est moins abondante, mais la malade laisse aller sous elle. Le pouls bon et régulier marque 102. Délire d'action la nuit ; continuer le traitement. Ajouter lavement avec deux grammes de chloral comme ci-dessus.

Le 19, l'éruption s'est généralisée : tout le corps, à l'exception de la face, présente des plaques arrondies légèrement saillantes, de couleur rouge-vif, et disparaissant par la pression ; elles sont disséminées et séparées par des espaces de peau saine. Sur les bras et sur les jambes, les taches anciennes qui sont plus pâles tranchent nettement sur les plaques nouvelles, plus colorées.

Sur le ventre, les taches rosées lenticulaires commencent à s'effacer. A la face, l'éruption n'avait encore pris que le nez ; ce matin, elle a envahi le front et surtout les joues, sous forme non de plaques, mais d'un pointillé granité sans séparation de parties saines.

La malade est toujours dans le même état typhique et de sub-délire.

La langue très sèche, est fuligineuse : la malade laisse aller sous elle, trois selles seulement. Elle urine seule. Le pouls petit, mais régulier, marque 100. Traitement le même.

Le 20, moins de délire, toujours même état typhique. L'éruption a beaucoup pâli. Même traitement.

Le 21, prostration grande. Pouls petit, 98. Diarrhée plus abondante, l'éruption a presque complètement disparu sur les membres inférieurs.

La malade urine seule : urine normale. Traitement : Todd à 100 grammes avec extrait de quinquina 4 grammes. Trois lotions vinaigrées. Deux piqûres d'éther matin et soir. A la visite du soir, on constate autour des genoux, et surtout à leur face interne une plaque grande comme la main, un peu saillante, et ressemblant à l'urticaire ; pas de démangeaison. Rien de semblable autour des autres articulations.

Le 22, état général mauvais : subdélirium continu. Agitation de temps en temps : la malade essaye de se lever. La langue est très sèche, rouge, couverte de fuliginosités : les narines sont pulvérulentes.

La diarrhée est plus abondante. le ventre est très sensible à la pression. La malade urine seule : quantité, 1 litre 1/2 environ ; on note un très léger nuage d'albumine et une assez grande quantité de sucre. Le pouls très petit, marque 110. Le cœur est sain. On constate des râles de congestion pulmonaire aux deux bases du poumon.

Traitement le même : ajouter lavement de chloral, 2 grammes.

Le 23, l'éruption s'efface, les plaques d'urticaire restent seules visibles.

Le ventre peu sensible est peu distendu. La diarrhée est continuelle.

Le malade, pendant la nuit, a perdu un liquide roussâtre, sentant fortement l'urine. Délire la nuit, fièvre. Température : 39°4. Le pouls, petit, est à 130. Traitement : lavement avec 2 grammes de chloral. 3 lotions vinaigrées. Un bain, salicylate de bismuth, 5 grammes ; potion de Todd à 120 grammes, avec 50 centigrammes de citrate de caféine.

Le 24, prostration complète, coma, respiration anxieuse. La bouche et la langue sont couvertes de fuliginosités. Conjonctivité surtout accentuée à l'œil droit, diarrhée très abondante. Elle a vomi toute la nuit.

L'éruption a disparu complètement ; les plaques d'urticaire même, sont très pâles. Les battements du cœur sont faibles. La perte d'hier s'est renouvelée plus abondante, surtout quand la malade se lève sous l'influence du délire : elle perd environ chaque fois 100 grammes de liquide très coloré en rouge.

Fièvre toujours vive : 39°. Même traitement : ajouter une seringue à injection d'ergotine d'Yvon. Au toucher, on reconnaît que le col utérin est sain ; il présente une déchirure à gauche, reste d'un accouchement ancien. Vers 11 heures 1/2, la malade se plaint fortement, elle, s'agite et crie ; le bras droit est contracturé, les deux yeux sont convulsés en haut. A ce moment, le pouls marque 108, il est petit. La température rectale donne 38°5. A midi, je constate que la vessie est pleine. Il sort de la sonde un litre environ d'un liquide noirâtre, d'odeur ammoniacale. L'hémorrhagie est d'origine vésicale.

A midi et demie, je fais deux injections d'éther. Avant les piqûres, le pouls est à 106; la température rectale à 38°9. Cinq minutes après, le pouls marque 120 ; la température 39°5. Dix minutes après, le pouls : 108; la température : 39°8. Quinze minutes après pouls : 106 : température : 39°7. A une heure, la malade succombe. La température rectale prise au moment du décès, est de : 39°6; elle monte cinq minutes après à : 39°8, et dix minutes après, à 39°9.

10 nov. — T. soir 37°.	18 nov. — T. mat. 38°4; soir 38°8.
11 — T. mat. 37°9; soir 38°.	19 — T. mat. 37°3; soir 38°.
12 — T. mat. 37°6; soir 38°2.	20 — T. mat. 37°9; soir 37°8.
13 — T. mat. 37°5; soir 38°.	21 — T. mat. 38°2; soir 38°3.
14 — T. mat. 37°8; soir 37°8.	22 — T. mat. 38°6; soir 39°.
15 — T. mat. 37°8; soir 38°1.	23 — T. mat. 38°4; soir 39°4.
16 — T. mat. 37°4; soir 38°.	24 — T. mat. 39°; soir 39°6.
17 — T. mat. 37°8; soir 38°4.	

Autopsie faite vingt heures après la mort, par M. Alexandre, interne provisoire.

Femme très grasse; panicule adipeux très développé.

A l'ouverture du cadavre, décomposition assez avancée des différents *viscères*. Pas de liquide dans la cavité thoracique. Pas d'adhérences pleurales. Les *poumons* sont très congestionnés. Aux deux bases, on remarque une teinte brune foncée du parenchyme déjà envahi par places par une coloration verdâtre, due à la décomposition cadavérique.

Le palper fait reconnaître quelques noyaux durs, dans le lobe supérieur du poumon. Presque tout le lobe inférieur des deux poumons est splénisé. A la coupe : issue d'un liquide spumeux, sanguinolent. L'aspect est le suivant : pour le lobe supérieur, au milieu d'un parenchyme de coloration normale, quelque noyaux d'un rouge plus foncé se trouvent disséminés. Le lobe inférieur, surtout à sa base et à son bord postérieur, est d'un rouge brun et le tissu est assez friable pour que le doigt y pénètre facilement. Les *bronches* congestionnées sont remplies d'une quantité abondante de sérosité sanguinolente qui s'écoule à la pression. Le *cœur* est un peu gros. A la coupe, légère décoloration du muscle cardiaque. Les cavités sont remplies de caillots mous. La section de la veine cave inférieure laisse échapper un sang épais de consistance sirupeuse, contenant un grand nombre de petits caillots. Le péricarde contient une cuillerée de liquide. Les orifices valvulaires sont sains. *Estomac*, rien. *Intestins* congestionnés ; ils présentent, par place, une coloration noirâtre, due à la décomposition cadavérique. Ils contiennent une certaine quantité de matières fécales. L'intestin lavé, offre une teinte jaunâtre. Rien à noter sur la partie de l'intestin grêle, adjacente au cæcum. Le *gros intestin* est sain.

Le *péritoine* normal dans le reste de son étendue, présente vers la partie inférieure du grand épiploon, une coloration rougeâtre marquée du tissu graisseux qui le charge en grande abondance. Les *ganglions* mésentériques ne sont pas notablement tuméfiés. Les *reins* sont volumineux et congestionnés. La capsule se détache difficilement et entraine quelques portions du parenchyme. La *rate* est petite et dure.

Le *foie* est congestionné ; il offre un aspect rougeâtre, sur lequel tranchent quelques îlots jaunâtres. A la coupe, issue d'un sang épais, en assez grande abondance. La tranche présente une coloration jaunâtre, due à la dégénérescence graisseuse. Les îlots de la surface se prolongent dans l'épaisseur sur une certaine étendue. Quelques îlots jaunâtres sont disséminés au centre du parenchyme glandulaire.

La *vessie* est moyennement distendue. A l'ouverture, l'urine qui s'écoule offre une teinte de vin de Porto. Après lavage, on voit une grande ulcération siégeant au bas fond de l'organe. Cette ulcération qui mesure 5 à 6 centimètres dans sa plus grande largeur, est transversalement dirigée ; elle est profonde. Au centre la muqueuse a disparu, et sur le fond adhèrent encore quelques caillots sanguins. Le tissu musculaire est lui-même altéré à ce niveau. Le tissu cellulaire sous-jacent est épaissi ; pas de menace de perforation. Les bords de l'ulcération sont coupés à pic, amincis, irréguliers. Sur le pourtour de cette grande ulcération, on voit six autres ulcérations plus petites ; la plus grande est du volume d'une noisette ; les autres, du volume d'un pois. La plus grande est assez profonde ; les autres sont superficielles. L'uretère et l'urèthre sont sains.

Aucune cause appréciable de ce sphacèle de la vessie qu'il faut rapporter à l'état général.

Cerveau. — Les méninges sont congestionnées, les grosses veines se dessinent en noir, et sont gorgées de sang. Les méninges offrent une teinte opaline manifeste à la partie supérieure du bulbe. La pie-mère est congestionnée.

La surface cérébrale est saine, mais à la coupe, on voit un piqueté rouge très marqué, de chaque point duquel la pression fait sourdre une gouttelette de sang. Les noyaux gris centraux sont sains.

Obs. V. — *Choléra grave; réaction typhique; érythème généralisé; guérison; durée du séjour: 3 jours... du 10 novembre au 16 décembre.*

Fleury Rosalie, concierge, 3..., de 39 ans.

Bonne santé habituelle. Début brusque, il y a deux jours, par de la diarrhée, des vomissements et des crampes. L'anurie s'est installée dès le premier jour. A l'entrée, état... : algidité, cyanose accentuée des extrémités, légère de la face; abattement considérable, pas de voix, ni de pouls. A onze heures et demie... ... de deux litres du liquide chloruré et sulfaté sodique n° 1.

Avant l'opération, pouls nul. La température rectale donne 35°9.

Après l'injection, réaction très forte, frisson intense, retour de la voix; pas de vomissement. Le pouls... à 120; la température à 37°2.

Le 11, réaction légèrement... La langue est blanche à la base. ...voix est très bonne; pas de vomissements; trois selles liquides. Urine... matin, après trois jours d'anurie; léger nuage d'albumine, pas de sucre... traitement: potion au laudanum et bismuth, piqûre d'éther... ...neuse.

Le 12 et le 13, même état général.

Le 14, est encore mieux; les règles... venues cette nuit. Rien dans les urines, les selles mises... se séparent en deux couches; la supérieure roussâtre... Celle-ci contient des granulations ressemblant à des grains de... colorés. Traitement: l'iod... à 60, salicylate de bismuth, extrait... ...2 piqûres d'éther.

Le 15, état général moins... ...pas d'abattement; a vomi 2 fois. Le ventre est sensible. Deux selles... ...des; le pouls est petit, il y a un peu de fièvre. Même traitement.

Le 16, érythème sous forme de... ...es granitées, d'un rouge violacé donnant lieu à des démangeaisons... localisées au front, au nez et aux deux pommettes. Nausées sans vomissement.

Deux selles : rien dans les urines. La réaction typhique s'accentue.

Todd à 60 ; salicylate de bismuth 4 grammes. Potages et lait.

Le 17, l'éruption plus marquée, est de couleur plus intense. Quelques plaques nouvelles sur le thorax. La langue est sèche, rotie. Deux selles liquides. L'urine contient un peu d'albumine.

Traitement : Todd à 100 grammes, extrait de quinquina 4 grammes, salicylate de bismuth 4 grammes.

Le 18, la réaction typhique est plus accentuée. L'éruption reste localisée. On note de la rougeur de la gorge et des piliers. L'amygdale gauche est rouge et tuméfiée. La déglutition reste facile.

Le 19, généralisation de l'érythème. Localisé primitivement à la face, il a envahi la poitrine et les membres supérieurs et inférieurs.

Le cou et toute la poitrine, jusqu'aux seins, sont le siège d'un exanthème qui forme un large collier. L'éruption est de couleur foncée, sans vésicule à sa surface, elle disparaît en partie par la pression, et forme un très léger relief.

La même éruption se retrouve au niveau de l'articulation des poignets : la peau y est un peu gonflée et très chaude. Sur les bras, il n'y a que 5 à 6 plaques disséminées, du volume d'une pièce de 2 francs.

Sur les jambes, même aspect, seulement l'éruption est plus confluente, surtout autour des genoux et à la face interne des articulations.

L'état général est un peu meilleur, l'abattement persiste. La langue est toujours sèche et rouge. La diarrhée est arrêtée.

Traitement : supprimer le salicylate, continuer les autres médicaments.

Le 20, l'état typhique est le même. L'éruption a augmenté beaucoup sur les jambes, un peu sur le thorax. La langue est très rouge, sèche, fuligineuse, tremblante. Pas de diarrhée.

Traitement : même potion ; un demi bain avec deux affusions froides, piqûres d'éther

Le 21, même état, les douches n'ont même pas tiré la malade de sa torpeur. Le cœur et les poumons sont sains, pas de bain, donner simplement trois lotions froides.

Le 22, l'érythème de la face a disparu ; desquamation scarlatiniforme. L'éruption a pâli sur les jambes. Moins d'abattement, elle a reposé un peu la nuit dernière. La langue toujours sèche est moins rouge. Toujours pas de diarrhée. Mêmes prescriptions.

Le 23, la malade continue à mieux aller. Le visage est moins rouge, elle demande à manger. Il existe des râles sibilants et ronflants dans la poitrine.

Le 24, elle est toujours très faible, pas de diarrhée, l'éruption a presque disparu. Même traitement : un bain d'amidon.

Le 25, toujours un peu d'abattement. La langue moins sèche, est encore tremblante. Il y a de la constipation. Le ventre un peu ballonné. est sonore. sensible. Dans la nuit, la malade éprouve dans les bras et dans les jambes, des douleurs, qu'elle distingue nettement des crampes et qu'elle localise dans les articulations. Desquamation au niveau des mains, il existe au niveau des deux mains, un peu de raideur et de sensibilité à la pression.

Le bras droit est le siège d'un léger œdème. Il n'y a pas d'engorgement dans l'aisselle, aucune veine n'est oblitérée.

Poumons. — Sonorité un peu diminuée aux deux bases, surtout à droite à l'auscultation, râles ronflants et sibilants des deux côtés avec maximum au niveau du hile. Aux deux bases, râles sous crépitants de congestion passive. Les battements du cœur sont réguliers; léger souffle systolique à la base. Traitement : potion au kermès 0,15 centigrammes, sulfate de quinine 1 gramme en deux fois.

Le 26, les doigts sont moins sensibles, elle fait quelques mouvements, l'œdème n'a pas augmenté, la langue est sèche. Le ventre est sensible, pas de diarrhée. même état du cœur et des poumons. Il y a un peu de fièvre. Les urines contiennent un peu d'albumine et beaucoup de sucre. Traitement : lavement amidoné. badigeon phéniqué sous ombilical. Viande crue, potages et lait.

Le 27, la malade se lève : l'œdème a disparu, sauf à la main où il est peu considérable. La langue est humide. Trois selles liquides. Toujours de la bronchite, avec un peu de congestion pulmonaire aux bases. Traitement continuer la potion de Todd à 100 grammes.

L'albumine a un peu augmenté, le sucre est en moins grande quantité dans l'urine. Le pouls est bon, 60.

Le 28, le visage est bon, l'éruption s'efface, encore quelques râles de bronchite dans les poumons. Même traitement, une portion d'aliments.

Le 30, desquamation par petites lamelles furfuracées sur les mains et le thorax.

Le 31, va très bien Pouls 84. Se lève, mais est très faible.

Le 2, desquamation furfuracée sur le visage, se lève.

Du 3 au 16 décembre, elle prend chaque jour des forces. l'appétit est très bon, les fonctions digestives régulières, elle part guérie.

Températures rectales.

10 nov.	— T. mat. 36°; soir 37°2.		16 nov.	T. mat. 37°6; soir 37°8.	
11	— T. mat. 37°; soir 37°4.		17	— T. mat. 37°2; soir 37°4.	
12	— T. mat. 37°2; soir 38°.		18	— T. mat. 37°; soir 37°2.	
13	— T. mat. 37°4; soir 37°6.		19	— T. mat. 37°2; soir 37°6.	
14	— T. mat. 38°; soir 38°2.		20	— T. mat. 37°8; soir 38°2.	
15	— T. mat. 37°8; soir 38°4.		21	— T. mat. 37°4; soir 37°4.	

22 nov.	— T. mat. 38°; soir 37°8.		3 déc.	— T. mat. 37°8; soir 38°4.
23	— T. mat. 38°; soir 38°5.		4	— T. mat. 38°; soir 38°4.
24	— T. mat. 37°8; soir 38°3.		5	— T. mat. 37°8; soir 38°2.
25	— T. mat. 37°6; soir 38°8.		6	— T. mat. 37°7; soir 38°.
26	— T. mat. 38°2; soir 39°6.		7	— T. mat. 37°4; soir 37°8.
27	— T. mat. 38°6; soir 38°.		8	— T. mat. 37°2; soir 37°8.
28	— T. mat. 38°4; soir 38°9.		9	— T. mat. 37°4; soir 38°.
29	— T. mat. 38°; soir 38°2.		10	— T. mat. 37°7; soir 37°8.
30	— T. mat. 37°9; soir 38°2.		11	— T. mat. 37°2; soir 37°4.
1er déc.	— T. mat. 37°8; soir 38°.		12	— T. mat. 37°; soir 37°6.
2	— T. mat. 37°6; soir 38°2.		13	— T. mat. 37°2; soir 37°4.

Obs. VI. — *Diagnostic : Choléra grave. Réaction typhique. Céphalalgie. Érythème généralisé. Angine. Congestion pulmonaire. Délire d'action. Manie. Albuminurie. Durée du séjour, 26 jours du 4 décembre au 1er janvier.*

Gouge Joséphine, âgée de 30 ans, ménagère, entre le 4 décembre.

Bien portante jusqu'ici. Début brusque il y a quatre jours par de la diarrhée, des vomissements et des crampes. Les vomissements et les crampes se sont calmés depuis hier. A l'entrée, on la place dans le service ordinaire de la salle Grisolle, la diarrhée elle-même a disparu. Le pouls est petit, un peu de douleur dans la région épigastrique. Rien au cœur, ni au poumon. Quelques crampes dans la journée, pas de fièvre, rien dans les urines.

Elle reste ainsi avec un diagnostic indécis, jusqu'au 10 décembre, jour où elle passe au pavillon d'isolement. A cette date elle est plongée dans une sorte d'indifférence comateuse et reste inerte, la bouche ouverte, les yeux à demi fermés. La langue sèche, est rouge à la pointe et sur les bords : à la base il y a des plaques de muguet. Elle a des vomissements verdâtres fréquents.

Le ventre pâteux et mat présente du gargouillement. Diarrhée abondante; 8 à 10 selles riziformes.

Les extrémités sont froides, algides, cyanosées. Le pli fait à la peau persiste indéfiniment sans tendance à s'effacer. La voix est presque éteinte.

La température rectale marque 36°4. Pouls très faible 80. Léger souffle systolique à la pointe du cœur. Rien au poumon.

Sur la partie antérieure de la troisième côte près du sternum, se trouve une saillie de la grosseur d'un œuf de pigeon. C'est une exostose probablement syphilitique, d'autant que la malade a perdu presque tous ses cheveux. Traitement : Todd à 100 grammes, avec 40 centigrammes de citrate de caféine. Badigeon phéniqué au niveau de l'épigastre.

A 11 h. 1/2, on place la malade dans une baignoire, et on lui verse rapidement deux seaux d'eau sur la tête. Puis on la roule dans une couverture chaude, enfin on la frictionne énergiquement, puis on l'entoure de boules d'eau chaude. Le pouls radial est très faible, le pouls carotidien marque 88. On compte 16 inspirations par minute, larges et profondes. Température 37°. A 1 heure du soir, temp. 37°, à 1 h. 1/2 temp. 37°1 ; à 2 h. temp. 36°8 et s'y maintient jusqu'à 3 heures. La malade retombe dans le coma. On recommence deux affusions froides, suivies de frictions avec des gants de crin. Pouls très petit 88. Comme il se compte, on ne fait pas d'injection intra-veineuse. On lui fait respirer de l'ammoniaque : la température de 4 h. à 9 h., se maintient à 37°.

Le 11, l'abattement est toujours grand. Le nez est froid, la langue est sèche ; elle se plaint d'une céphalalgie intense, elle ne répond qu'à grand'peine.

Pas de diarrhée, quelques vomissements. L'urine contient un peu d'albumine. Traitement : deux enveloppements de draps mouillés, un quart de verre d'eau froide tous les quarts d'heure. Même potion. La température prise toutes les heures se maintient de 37 à 37°5. Les enveloppements ne la modifient pas, même temporairement.

Températures : à 11 h., 37°4 ; 11 h. 1/2, 37°4 ; pendant l'enveloppement qui a duré deux heures. — A midi, 37° ; midi 1/2, 37°2 ; 1 h., 37°6 ; 1 h. 1/2. 37°6 ; 2 h. 1/2, 37°6 ; de 3 h. 1/2 à 8 h. du soir, 37°5.

Le 12, langue sèche, rouge. Deux selles liquides noirâtres. Traitement, une douche, un bain d'une heure à 33°. Frictions avec un gant de crin. Enveloppement froid de 1 heure de durée. Même potion. Urine sous elle.

Températures : avant le bain, 37°4 ; après. 37° ; 2 h. après. 37° ; 2 h. 1/2 après, 37°4 ; 3 h. après, 37°6 ; 3 h. 1/2 après, 37°7 ; 4 h. 1/2 après, 37°7 ; à 8 h. 1/2, 38°.

Le 13, la température a monté, même état, un peu moins d'abattement.

Faciès rouge, pas d'éruption. Diarrhée 5 selles. Urine seule. Les seins sont engorgés, la malade était nourrice et a dû supprimer l'allaitement.

Traitement : Même potion, gavage avec deux cuillerées de poudre de viande délayée dans un demi-litre de lait.

Bain d'une demi-heure.

Température à 2 h. 1/2, avant le bain : 37°4 ; à 3 heures, après le bain : 37° ; à 3 h. 1/2 : 37°1 ; à 4 heures : 37°4 ; à 5 heures : 37°3 ; à 6 heures : 37°6 ; à 8 heures : 38°.

Le 14, faciès moins abattu, langue sèche. A vomi hier à la suite d'un gavage.

Diarrhée : sept selles noires. Urine : léger nuage d'albumine, pas de sucre.

Éruption généralisée. — Sur le front et les joues, teinte rouge, uniforme. Au menton, plaque rouge violacée, disparaissant à la pression, et s'étendant à deux centimètres de chaque côté du menton. Sur le cou, petites taches scarlatiformes, disséminées. Le devant de la poitrine jusqu'à la naissance des seins, est couvert de taches rubéoliformes séparées par des espaces de peau saine mais un peu rouge, à cause du grattage incessant.

Sur la partie latérale du thorax, à droite et à gauche, jusqu'aux fausses côtes éruption confluente rubéolique plus marquée à droite.

Sur le ventre, rien autre que la trace du badigeon phéniqué.

Cuisses. — Au niveau de la face antérieure des deux côtés, on retrouve deux à trois plaques de la grandeur de la paume de la main.

Rien autre sur les jambes, qu'une plaque ecchymotique sous le mollet droit.

Bras. — Plaques disséminées de rougeole boutonneuse abondantes, surtout à la face interne du bras droit. Les avant-bras sont le siège d'une éruption confluente d'un rose intense : à la partie moyenne, les boutons sont disséminés. L'éruption confluente au niveau des poignets est le siège d'une vive démangeaison.

Sur les mains, l'éruption confluente offre une teinte violacée ; il existe un peu d'œdème. La voûte du palais et la gorge ne forment qu'une seule plaque de coloration intense.

A la base du poumon droit, on constate des râles de congestion pulmonaire. Les battements du cœur sont faibles. Le pouls marque 116.

Traitement : Todd à 100 grammes, avec 0,60 centigrammes de citrate de caféine.

Le 15, faciès vultueux : encore un peu d'abattement, subdélire. Pas de vomissement. Trois selles diarrhéïques.

L'éruption persiste sur la face et les deux joues ; au menton, les plaques se touchent. Au niveau du ventre, éruption scarlatiniforme. Sur les jambes et les cuisses surtout, les plaques ont augmenté : quelques taches de purpura.

Dans le dos, éruption confluente violacée : le long des apophyses épineuses on trouve des taches de purpura, et à droite, dans la région lombaire une plaque ecchymotique de deux centimètres et demi de diamètre.

Erythème fessier, dû au contact des matières. Traitement : quatre lotions vinaigrées ; pas de gavage. Même potion : potages et lait.

Températures avant et après les lotions : avant la première lotion ; temp. : 39° ; une heure après : 38°7 ; avant la seconde lotion ; temp. : 38°9 ; une heure après : 39°5 ; avant la troisième lotion : temp. : 38°8 ; une heure après : 39°2; après la quatrième lotion : temp. : 39°5; après, temp. : 39°6. Les lotions ont été faites à une, trois, cinq et sept heures.

Le 16, a reposé la nuit, se trouve bien. Pas d'abattement : la langue est bonne. Pas de diarrhée. Urines normales.

Sur le front et les lèvres, desquamation furfuracée. L'éruption a disparu sur le dos et le thorax ; elle a disparu sur les bras, et persiste, mais très pâlie, sur le ventre.

Première lotion à 2 heures : température avant : 38°2 ; une heure après : 38°3; deuxième lotion, à 4 h. 1 2 : température avant : 38°2; une heure après : 38°.

Le 17, va bien ; la malade assise sur son lit, cause bien. Supprimer les lotions, donner un œuf et de la viande crue.

Le 18, l'éruption a disparu. La langue est bonne : appétit. Trois selles. L'urine contient un léger nuage d'albumine. Le bruit de souffle systolique à la pointe du cœur a un peu augmenté. Encore quelques râles de bronchite dans les poumons. Traitement : continuer la potion de Todd à 100 grammes, avec 0,60 de citrate de caféïne, eau de seltz ; demi-portion d'aliments.

Le 19, va bien et se lève un peu.

Le 20, dans la nuit, brusquement elle a été prise de délire furieux : elle se lève en criant et se précipite sur une voisine pour la frapper ; le matin, le délire continue; elle ne reconnaît personne, elle chante ou crie, rit ou se fâche; changement d'attitude à chaque instant.

On l'attache dans son lit. Pas de trouble du mouvement, ou de la sensibilité. Potion avec 3 grammes de chloral, et lavement avec 2 grammes de chloral.

Le 18, même agitation ; elle n'a pas gardé son lavement. Même traitement.

Cet état dure 7 jours, jusqu'au 24.

Le 24, elle est plus calme, mais les paroles sont toujours incohérentes ; elle va toujours sous elle; par moments, elle demande le bassin. Deux selles. Les urines contiennent un léger nuage d'albumine ; pas de sucre.

Traitement : potion avec 2 grammes de chloral. Une portion d'aliments.

Le 25, repos; tranquille la nuit ; tendance à la somnolence. Ne répond pas aux questions. Pas de selles. Supprimer le chloral.

Le 26, toujours même somnolence ; elle répond à grand peine par oui et par non. Une selle. Urines normales.

Le 27, est calme ; toujours un peu d'hébétude dans la physionomie.

Le 28, elle peut répondre raisonnablement aux questions qu'on lui pose. Pas de troubles de la sensibilité. Langue bonne; appétit. Régime : une portion d'aliments, vin et limonade vineuse.

Le 29, amélioration. Se lève, passe sa journée au coin du feu; cause peu, mais la raison est tout à fait revenue. Bon état général qui s'accentue les deux jours suivants. Elle quitte l'hôpital guérie, sans présenter aucun trouble du mouvement ou de la sensibilité, le 1er janvier 1885.

Températures :

5 déc. — T. soir. 37°8.
6 — T. mat. 37°6; soir 37°4.
7 — T. mat. 37°2; soir 36°.
8 — T. mat. 35°5; soir 36°8.
9 — T. mat. 36°4; soir 36°6.
10 — T. mat. 36°7; soir 37°.
11 — T. mat. 37°; soir 37°4.
12 — T. mat. 37°4; soir 37°2.
13 — T. mat. 37°7; soir 38°2
14 — T. mat. 38°; soir 38°6.
15 — T. mat. 37°4; soir 38°2.
16 — T. mat. 37°2; soir 37°8.

17 déc. — T. mat. 36°8; soir 37°6.
18 — T. mat. 36°6; soir 37°2.
19 — T. mat. 37°8; soir 38°2.
20 — T. mat. 37°6; soir 38°6.
21 — T. mat. 37°8; soir 38°4.
22 — T. mat. 36°8; soir 37°8.
23 — T. mat. 37°6; soir 37°8.
24 — T. mat. 37°4; soir 37°8.
25 — T. mat. 37°6; soir 38°.
26 — T. mat. 37°4; soir 38°.
27 — T. mat. 37°2; soir 37°2.
27 — T. mat 37°2; soir 37°4.

CHAPITRE VII

ANALYSE DES INJECTIONS INTRA-VEINEUSES

Je ne cherche pas à reprendre ici l'étude de l'injection
intra-veineuse déjà exposée par mon maître M. Hayem dans
son livre sur le traitement du choléra.

Mon but plus modeste, me paraît avoir cependant son
utilité. J'ai fait moi-même le plus grand nombre de ces injections. Grâce à l'aide de MM. Alexandre, Luzet et Decamps,
j'ai pu noter à chaque instant de l'opération les modifications
survenues dans l'état des malades. Les phénomènes immédiats ont donc été constatés dès leur apparition.

Comme d'autre part, nous avons pris l'observation complète
de tous nos malades, j'ai facilement relevé les phénomènes
consécutifs à l'injection.

C'est avec ces données que j'entreprends ce chapitre.

Je rappelle simplement, que l'appareil à injection se com-
pose d'une poire munie de deux soupapes disposées en sens
inverse : l'aspiration se fait d'un côté, le refoulement de
l'autre : des deux extrémités de la poire partent deux tubes,
l'un plonge dans le liquide à injecter, l'autre présente à son
extrémité un mandrin creux, qui doit entrer dans la canule ;
cette dernière mise dans la veine, on chasse l'air de l'appareil
en donnant quelques coups de pompe, puis on introduit le
mandrin creux dans la canule ; toutes les 10 secondes, on
presse sur la poire et le contenu pénètre dans la veine.
Chaque coup de pompe équivaut à 20 grammes; il faut donc
cinquante coups de pompe, pour faire un litre.

L'injection pénètre avec assez de force pour que le doigt appuyé la veine perçoive un frémissement qui se fait sentir jusqu'à l'aisselle, lorsque l'opération porte sur une veine du pli du coude.

Le choix de la veine est très important : Il faut que la veine soit d'un calibre suffisant pour admettre la canule ; il vaut mieux enfin, pour la facilité de l'opération, que le vaisseau soit superficiel ; les veines du pli du coude, celles qui avoisinent le cou de pied, doivent être, pour cette double raison, choisies de préférence.

Pour dénuder la veine, on peut employer les ciseaux ou le bistouri.

Dans le premier cas, avec une pince tenue de la main gauche, on fait, au niveau de la veine, un pli à la peau que l'on entaille à sa base avec la pointe des ciseaux ; les deux lèvres de la plaie s'écartent et l'on peut à petits coups de ciseaux libérer facilement la veine. Cette méthode simple, a l'inconvénient de déterminer la formation d'un petit lambeau supérieur triangulaire, dont la cicatrisation m'a paru plus longue, que celle d'une plaie faite au bistouri.

Il vaut donc mieux se servir de ce dernier instrument. L'incision ne doit pas être faite transversalement. Il peut en résulter deux inconvénients : le premier, que l'on coupe la veine dès le premier temps, et la recherche des bouts dans la plaie n'est pas alors chose facile ; le second, que la cicatrisation soit retardée par suite de l'écartement des deux lèvres de la plaie.

L'incision doit donc être faite parallèlement à la veine, et sur son côté externe si l'on opère sur le bras gauche, tandis qu'on incisera à droite sur le côté interne. La raison en est, que le pouce de la main gauche de l'opérateur en déplaçant la lèvre de l'incision permet de libérer commodément les deux côtés de la veine. La direction longitudinale de la plaie facilite après l'opération l'accolement des deux lèvres de la solution de continuité, et favorise la réunion par première intention qui est la règle : rarement la plaie met plus de deux à trois jours à se fermer.

Le second temps de l'opération est toujours le même ; la main gauche armée d'une pince, saisit un pli superficiel de la veine dénudée qu'elle ne devra lâcher qu'une fois l'opération complètement terminée. La main droite avec le plein du bistouri, et en dédolant, entaille la base de ce pli ; une gouttelette de sang s'écoule aussitôt et indique l'ouverture de la veine. On quitte le bistouri et l'on prend la canule ; il ne faut pas éponger ; le meilleur guide est l'extrémité de la pince, au-dessous de laquelle on engage la canule. On s'assure que celle-ci est bien dans la veine, et non dans le tissu cellulaire, par quelques petits mouvements de latéralité qui déplacent le vaisseau ; seulement alors, on ouvre la pince que tient la main gauche. On remplace alors le mandrin plein de la canule, par le mandrin creux qui attient à l'appareil. Si par hasard on avait mis la canule dans le tissu cellulaire, dès le premier coup de pompe on déterminerait la formation d'une boule d'œdème qui avertirait de l'erreur.

L'introduction méthodique de la canule est facile, mais il faut être pénétré de cette vérité, que toute l'opération repose sur la main gauche. Tant que la pince tient bien la veine, elle est un guide certain, qui permet à coup sûr l'introduction de la canule. Vient-on à la lâcher, on a beau éponger, il est très difficile de reprendre la veine juste au même point, et souvent alors il faut renoncer, choisir un autre vaisseau, et faire une nouvelle incision.

Je crois que l'emploi du petit trocart préconisé par certains auteurs pour les transfusions ne saurait convenir ici ; dans le choléra grave, la circulation est nulle pour ainsi dire, les vaisseaux ne se gonflent pas, et l'on s'exposerait à traverser de part en part les deux parois de la veine affaissée.

J'ajoute enfin pour terminer, qu'une fois l'opération faite, on retire la canule et on panse comme après une saignée.

Les solutions employées sont souvent désignées dans le cours de ce travail par les Nos 1, 2 et 3.

La solution Nº 1 est celle dont nous nous sommes le plus servis ; elle contient : Chlorure de sodium   5 gr.
Sulfate de soude   10 gr.
Eau distillée   1000 gr.

La solution Nº 2 contient simplement du chlorure de sodium 5 gr. pour mille ; elle a servi pour les secondes injections.

La solution Nº 3, contient du chlorure de sodium 5 pour mille et du carbonate de soude ; elle a été peu employée.

On doit se servir d'eau distillée filtrée sur un triple papier Birzelius. La température des liquides doit être entre 38 et 39°.

DES EFFETS DE LA TRANSFUSION

HOMMES

44 malades ont été transfusés pendant l'épidémie actuelle.
Parmi les morts : 20 ont été transfusés 1 fois.

15	—	2 —
1	...	4 —

Parmi les guéris : 6 ont été transfusés 1 fois.

2	—	2 —

Le résultat donne 2 guéris sur 11 malades.
Pas tout-à-fait 20 0/0.
Pour apprécier ce résultat. il faut considérer :

1º La gravité de l'épidémie : la soudaineté d'apparition. la rapidité d'évolution des cas.

2º L'état antérieur de nos malades, presque tous alcooliques.

3º Ce fait que seuls, les cas pour ainsi dire désespérés, ont été traités par cette méthode.

Voici l'influence de la transfusion sur les grandes fonctions, considérée dans ses résultats immédiats et consécutifs :

A. Chez les individus qui ont succombé.

B. Chez ceux qur ont guéri.

A. *Individus qui ont succombé.*

I. Après une transfusion

Effets immédiats. — Avant la transfusion :

    13 étaient sans pouls à la radial.

    5 avaient un pouls filiforme.

    2 étaient sans renseignements.

Pour les 13 malades sans pouls à la radiale, on note :

Pouls. — Chez 3 malades, l'apparition s'est faite au :

    21e coup de pompe (1) Clément.

    24e   —   Félix.

    35e   —   Raimbault.

Chez Clément au 21e c. de p. le pouls, 92 ; au milieu de l'opération, il est fort, il reste bon jusqu'à la fin.

Chez Raimbault il est à 100 à la fin.

Quelquefois au milieu de l'opération, sous l'influence du frisson, le pouls baisse momentanément, pour reprendre sa force ensuite. (Il en est ainsi chez Félix).

Chez d'autres, on constate que le pouls est à 80 après l'opération (Boulangrot) que chez un autre, il est faible, mais très sensible ; (Wager) de même.

Lemaire, où le pouls est à 80 après.

Chez Morel (15 ans), on note une amélioration immédiate, mais sans marquer l'état du pouls.

Enfin les 5 autres malades ont été injectés la nuit, et l'on a pas de renseignements immédiats.

Température. — Il n'y a qu'un malade, Clément, sur lequel

(1) c. de p. signifie coup de pompe.

on ait pris la température. Elle est restée à **37°5**, avant comme après.

Un autre, Raimbault, avait 35 après.

Respiration. — RAIMBAULT, au 40e c. de p., respiration est moins gênée.

CLÉMENT, au 38e c. de p., respiration un peu haletante et rapide, à 69 c. de p., même état ; respiration, 56 p. minutes.

Chez les autres, n'a pas été notée.

Frisson. — WAGER n'a pas eu de frisson.

FÉLIX a eu le 1er frisson à 24 c. de p. ; puis dans la suite, nouveaux frissons.

CLÉMENT a eu un violent frisson, cinq minutes après la transfusion.

RAIMBAULT a eu un léger frisson une heure après.

Pour les 9 autres on a rien marqué.

Voix. — Est revenue chez Raimbault et chez Boulangeot.

Vomissements. — CLÉMENT a eu un vomissement au 46e c. de piston.

Crampes. — Chez Clément, on note à la fin de l'opération des crampes très douloureuses. Il se plaint aussi pendant l'opération.

Cyanose. — RAIMBAULT a eu une cyanose très diminuée, le faciès est meilleur, le visage est plus plein.

Etat général. — Chez tous, après l'opération, on constate que l'état général est meilleur, sauf chez Grame, où il n'y a aucune modification.

Après l'opération la peau est moins froide, le pouls est bon, la respiration est plus profonde et plus calme, le visage plus coloré, les traits reposés, la voix revenue, la connaissance complète, et le malade ressent un soulagement qu'il constate et exprime le premier.

B. Parmi les cinq malades qui ont encore un peu de pouls, on note les résultats suivants :

Pouls. — Etait incomptable, mais sensible, chez Génard ; il se relève après 50 c. de p., à la fin, il égale 88.

Chez Prevost, après la transfusion, le pouls est à 116.

LOQUET a le pouls qui se relève progressivement.

Chez Dubois seul, il reste filiforme comme avant.

Température. — Chez Loquet, le bras gauche (côté de l'injection) et la moitié gauche du thorax, se réchauffent progressivement ; puis le côté droit.

Rien de noté pour Génard, Prevost, Berjaud et Dubois.

Respiration. — Rien de noté pour les 5 malades.

Voix. — Voix est revenue chez Prevost.

Frisson. — LOQUET a 2 petits frissons à la fin de l'injection : Les autres, pas de frisson.

Vomissement. — Chez aucun.

Crampes. — GÉNARD a des douleurs diminuées.

DUBOIS est calme, et s'endort après l'opération : plus tard, il se réveille mais les douleurs sont moins vives.

LOQUET qui avait des crampes et des douleurs vives, s'endort aussi paisiblement.

Pour Texier et Arnaud, pas de renseignements sur la transfusion.

Phénomènes consécutifs.

Sur ces 20 malades.

1. ARNAUD, on constate la mort, sans autre renseignement.

9. LOQUET, Nicolas Prevost, Boulangeot, Raimbault Félix, Lemaire, Davoust, Grome, sont morts entre 3, 7 et 8 heures, après l'injection : Mort dans l'algidité, sans ébauche de réaction.

1. Chez Clément, 2 heures après l'injection, on note la continuation de vomissements abondants, il meurt dans la nuit.

1. Dubois, 2 heures après l'injection, l'agitation est aussi grande qu'avant, puis il meurt avec quelques convulsions terminales.

Chez les 8 autres il y eut.

1. Texier, pas de réaction, mais selles sanglantes sans grains riziformes. Mort dans l'algidité persistante, sans qu'on ait pu le retransfuser, 7 à 8 heures après l'injection.

2. Genard et Berjaud ont une ébauche de réaction, puis de nouveau algides et mort 16 à 18 heures après.

3. Marchal, Kleick (alcoolique), Wager (alcoolique), ont une réaction typhique nette avec langue cuite, et meurent 2 jours après. Wager a eu de l'agitation et du délire.

1. Waute a eu une réaction d'abord bonne : le lendemain, continuation des vomissements ; le surlendemain, fièvre, disparition de cyanose et de l'algidité, pouls bon, un peu de conjonctivite : il urine pour la première fois, urines rougeâtres : le 3e jour la réaction typhique s'accuse, le visage se congestionne. Les vomissements qui avaient cessé la veille au soir, ont été remplacés par du hoquet ; puis le hoquet et la diarrhée ont disparu. Le pouls persiste bien pendant ces 3 jours, 84 le 1er jour, 100 le 2e, 60 le 3e. Le 3e jour, l'état est grave ; il meurt dans la nuit du 3e au 4e jour, après avoir encore uriné un peu le soir.

1. Morel a 15 ans ; c'est un enfant, il a eu une amélioration immédiate ; le lendemain il est algide ; le 2e jour il a une réaction typhique pseudo-méningitique avec plaques cyaniques aux genoux et aux coudes, qui deviennent ecchymotiques, le 3e jour. Le 4e jour, surviennent des râles trachéaux ; l'asphyxie s'accentue, il meurt.

II. Hommes morts après avoir été transfusés deux fois.

Ces malades sont au nombre de 15.

13 seulement sont étudiés ici et l'observation des 2 autres n'a pu être complétée.

De ces treize malades, il y en a quatre sur lesquels il n'y a pas ou peu de renseignements.

Risaud. Alcoolique. Entre le 10 : il est en algidité. Dans la journée, on lui injecte deux litres n° 1. Après le pouls est faible, mais perceptible. Il retombe dans l'algidité, et dans la nuit on lui injecte deux litres n° 2. Mort le 12.

Dumont. Entre le 9, devient algide. On lui injecte 2 litres n° 1. Redevient algide la nuit du 11-12. On lui réinjecte 2 litres n° 1. Mort le 12.

Vannier. Entre le 10. Algide le matin, 2 litres n° 1. Le soir, de nouveau algide, à 10 h. inject. de 2 litres n° 3. Mort cette nuit.

Gentil. Entre le 9 dans la nuit, inject. 2 litres. Le 10 au matin est retombé algide, réinjection de 2 litres n° 2. Le 11, réaction typhique. Retombe le 12 en algidité, p. 120, en même temps bronchite généralisée ; pas de réinjection pour ce motif. Mort dans la nuit du 12-13.

Pour les 9 autres nous avons à voir l'influence de la 1re et de la 2e transfusion.

1re Transfusion. — Effets immédiats.

3. Chez Goumeau, Hernion et Rolland pas de renseignements sur la 1re transfusion : ils ont été injectés la nuit.

Pouls. — Sur les 6 malades restant, 4 n'avaient pas de pouls avant la transfusion.

2. On note chez 2, Morisset et Magnery, que le pouls se relève progressivement. Pour le dernier, on a compté 44 pulsations avec dicrotôme.

2. Chez les 2 autres, le pouls apparait à : 16 c. de p. Raush ; 32 c. de p. Gueny, p. 72.

Voici les détails :

RAUSH. Pas de pouls avant, à 16 c. de p. apparait : à 38 c. de p., 96 à peine sensible : à 64 c. de p. plus fort : 104 ; à 78 c. de p., pouls carotidien très bon ; à 100 c. de p. pouls radial : 100.

GUENY. Pas de pouls avant, à 32 c. de p. : 72 ; à 40 c. de p. pouls est très relevé : à 60 c. de p. : 80 ; à 100 c. de p. : 84.

Pour les deux qui avaient encore un peu de pouls, mais très faible, on note :

NORA. Avant. pouls : 52 ; à 68 c. de p. : 86, beaucoup plus fort ; à 100 c. de p., pouls : 86.

MONTBRON. Avant, pouls : 80 ; à 23 c. de p. pouls est relevé : à 32 c. de p., p. 100 ; à 50 c. de p., pouls : 102, mais plus fort ; à 107 c. de p., pouls : 106, très bon ; à 120, pouls très bon.

Température : Chez MAGNERY on note simplement 35°8 après.

Pour MOUSSET, on note chaleur un peu revenue.

Chez un seul, GUENY, la température baisse tout le temps de 35°6 avant, à 35° à la fin.

Chez les trois autres, il y a ascension nette.

NORA. Au 38e c. de p., t. 34° ; au 100e c. de p., t. 34°6. Voici le détail : à 38 c. de p., t. 34° ; à 54 c. de p., t. 34°4.

à 63 c. de p., t. 34°5 ; à 100 c. de p., t. 34°6.

MONTBRON. A 37° avant et 37°3 après ; il présente, comme particularité, une baisse au milieu de l'opération. A 23 c. de p., t. 37°4 : à 50 c. de p., t. 37°5 ; à 82 c. de p., t. 37°8, puis t baisse à 37°9 et s'y tient jusqu'à la fin.

RAUSH. A 36°8 avant, à 28 c. de p., t. 36°7 ; à 100 c. de p., t. 36°7 ; à 120 c. de p., t. 36°8 ; à 125 c. de p., t. 36°9, et 10 minutes après, 37°.

Respiration. — N'a été notée que chez deux malades.

GUÉNY à 40 c. de p. respiration profonde, un peu haletante : 28 p. m. ; à 80 c. de p., même état.

Montbron à 40 c. de p. s'endort ; la respiration est faible.

Frisson. — Chez deux, Magnery et Mousset n'a pas été noté.

Nora. Début à 24 c. de p., s'accentue à 54 c. de p.

Raush. Début à 69 c. de p., s'accentue à 100 c. de p., et continue à 125 c. de p.

Montbron. Le frisson ne commence que 5 minutes après la transfusion.

Guény. Le frisson commence après la transfusion. 1/2 heure après il est très intense.

Voix. — Chez Montbron, voix revenue.

Rien à ce sujet sur les autres malades n'a été noté (En réalité la voix revient dans tous les cas).

Vomissement. — Un seul malade sur les 6. Mousset a eu un vomissement, très abondant 1/4 d'heure après.

Crampes. — Ont diminué chez Mousset et Raush.

Cyanose. — On note chez Montbron que la cyanose des mains a diminué.

Chez Raush elle reste la même.

Etat général. — Chez Mousset, on note un état de bien-être relatif.

Magnery est un peu réveillé.

Raush se sent bien.

Phénomènes consécutifs.

Magnery. Une heure après, le malade a plus chaud : il répond aux questions ; les extrémités sont moins cyanosées ; pas de selles, un seul vomissement jusqu'ici, p. 128 faible. A 5 h. le soir il est refroidi, devenu algide, moins cependant que la première fois ; le pouls est filiforme : 120. Il a eu des selles abondantes et aqueuses. On le retransfuse à 9 heures du soir, la 1re inject. était de 1,400 gr.

Mousset, injecté à 9 h. du soir. A 11 h. a encore un bon pouls : 70. Le lendemain il est de nouveau algide, sans crampes. Le pouls est presque insensible. La 1re injection était de 1,750 gr. ; la 2e inject. a lieu à 11 h. le lendemain.

Guény a eu 2 litres, a uriné un peu le soir ; urines troubles, sans albumine : est réinjecté la nuit.

Nora, qui avait eu 2 litres à 5 h. 1/4 du soir, passe une nuit agitée ; le matin il a du délire, il est de nouveau algide : il est réinjecté ce jour à 11 h. du matin.

Montbron, qui avait eu 2,400 gr. à 4 h., est de nouveau algide le lendemain matin ; on le réinjecte.

Rausu, qui avait eu 2 litres 1[2 à midi, est à 5 h. dans l'état suivant : il se sent bien, mais le pouls est à peine sensible ; la peau est humide et bonne ; il est encore un peu algide. Il n'a pas uriné. Dans la nuit on le réinjecte.

Hernion avait eu deux litres dans la nuit : le lendemain, il est très froid et très cyanosé. La langue est sale et froide. T. r. : 34°5 1[2, perte de l'élasticité de la peau ; pas de pouls, pas de dyspnée ; état général grave. On le réinjecte à 11 h. 1[2 du matin.

Gomeau a eu 2 litres dans la nuit ; le lendemain est cyanique ; le nez est frais, la voix est cassée, le pouls est filiforme ; il se plaint de douleurs dans la poitrine.

Rolland, qui arrive avec un cas léger, ne devient algide que deux jours après. Il est transfusé la nuit ; le lendemain matin, il est encore froid. On le retransfuse à 11 h. 1[2.

2° *Transfusion.*

Pour deux malades retransfusés la nuit, il y a peu de renseignements.

Guény, retransfusé à 10 h. 1[2 du soir de 2,200 gr., avait : t. avant 36°5 ; après 37°5. Il meurt cette nuit-là.

Rausu, retransfusé à 8 h. 50 du soir ; avant, le pouls était petit ; après, il est un peu remonté. Etat général reste le même. Le lendemain matin, il va bien. Le soir, pas d'urine. Il meurt la nuit suivante.

Pouls. — Aucun n'avait de pouls à la radiale, sauf Mousset, où il était peu sensible.

MOUSSET. On injecte 2 litres, le pouls se relève dès le début. A 50 c. de p. pouls est à 96, à 90 c. de p., il diminue de force, à 100 c. de p., moment où le malade se réveille, le pouls est plus fort, plus plein, plus rapide : 100.

MONTBRON (2 litres n° 1). Le pouls apparait à 20 c. de p. ; à 32 c. de p. il est à 92 faible ; à 69 c. de p. le pouls est à 104.

HERNION (3 litres n° 1). Le pouls apparait à 57 c. de p. ; de 60 à 100 c. de p. pas de pouls ; à 117 c. de p. existe, mais incomptable ; à 137 il est sensible, faible, comptable : 108 ; à 150 il redevient insensible.

ROLLAND (3 litres n° 1). Apparait à 70 c. de p., mais reste insensible à 127 et à 150 c. de p. et 1/2 h. après.

NORA (2 litres n° 1). Le pouls ne réapparait pas.

GOMMEAU (2 litres n° 1) à 3 h. 1[4. Pas de pouls avant, ni après : mais le pouls carotidien, qui était filiforme avant, devient plus fort et atteint 125 après.

MAGNERY (2 litres n° 2). On note simplement que le pouls se relève.

Température. — MOUSSET. On n'a rien noté.

MAGNERY. On constate que la chaleur ne revient pas.

Chez deux, on constate que la température augmente de 4 à 15 dizièmes de degré.

GOMMEAU. Avant, 36°2; après 36°6. 2 h. après, 37°2, se réchauffe.

MONTBRON. T. à 15 c. de p., 34°7 ; à 38 c. de p., 35° ; à 69 c. de p., 35°2 ; à 100 c. de p., 35°2.

Chez deux, la température reste la même.

ROLLAND. Avant, t. 35°8 ; à 11 c. de p., t. 35°8 ; à 39 c. de p., t. 36°2 ; à 53 c. de p., t. 36°4 ; à 85 c. de p., t. 36°1 ; à

107 c. de p., t. 35°9 et y reste jusqu'à 150. Après, 35°8, l'augmentation pendant l'opération a été de 6' de degré.

Hernion a au début 34°6 ; à 108 c. de p., t. 34°5 ; à 147 c. de p., t. 34°7 ; à 150, t. 34°6.

Un malade s'est refroidi progressivement, pour atteindre le minimum de température noté.

Nora. Avant, t. 31°4 ; à 11 c. de p., t. 31°3 ; à 25 c. de p., t. 31° ; à 47 c. de p., t. 30°7 ; à 66 c. de p., t. 30°8 ; à 92, t. 31° ; à 100 c. de p., t. 30°.

Respiration. — Gommeau, la respiration est un peu haletante avant, de même après où elle atteint 56.

Rolland, est plus profonde à 40 c. de p.

Hernion, respiration est calme et tranquille à 40 c. de p. à 75 c. de p. elle est profonde, régulière, elle atteint 28 p. m.; à 150 c. de p., respiration bonne.

Nora à 11 c. de p., respiration est stertoreuse et rapide ; à 66 c. de p. est toujours haletante.

Frisson. — Nora, n'a pas eu de frisson.

Monterion a froid à 32 c. de p., frissonne légèrement à 40 c. de p., frisson continue après l'injection.

Hernion, commence a avoir froid à 32 c. de p., à 40 c. de p. frisson plus intense, à 66 c. de p. il tremble de tous ses membres, à 117 c. de p. le frisson est tel qu'il fait remuer son lit, à 150 c. de p. le frisson dure toujours.

Rolland, le frisson commence à 40 c. de p. et dure encore à 97 c. de p.

Voix. — Gommeau, la voix est meilleure, elle était cassée avant.

Pour les autres on ne dit rien ; mais d'après nos souvenirs, l'amélioration de la voix a été sensible dans presque tous les cas.

Vomissements. — Magnery seul a eu un vomissement liquide peu abondant immédiatement après.

Crampes. — Mousset se plaint, à la fin, de douleurs au point injecté.

Rolland a des contractions fibrillaires des muscles de la cuisse à 97 c. de p.

Hernion, a quelques crampes à 32 c. de p.

Cyanose. — Nora, on note de la cyanose et de l'algidité à 11 c. de p., la cyanose est très accentuée à 50 c. de p.

Mousset, la cyanose est diminuée à la fin.

Rolland, la cyanose est diminuée à 40 c. de p.

Hernion, la cyanose de la face est diminuée à 100, elle est bien diminuée à 139 c. de p.

Système nerveux. — Nora, délire qui existait avant devient loquace à 42 c. de p.

État général. — Mousset se sent mieux.

Montbron, on note avant une grande faiblesse générale.

Rolland, 1/2 h. après se sent bien, mais la cyanose des mains persiste, les yeux sont excavés, le pouls radial est toujours insensible.

Hernion, l'état général est bien meilleur après.

Phénomènes consécutifs.

Trois malades meurent sans autre indication, ce sont :

Hernion, n'a pas uriné après la transfusion. Mort dans la soirée.

Rolland, mort dans la journée, à 3 h. 1/2.

Nora. Mort par refroidissement progressif, avant la contre-visite du soir.

Pour les quatre autres, voici ce que l'on note :

Montbron. Pas d'urine le soir, le lendemain encore de la diarrhée, pouls 100, petit, mais sensible, état grave. Le soir il urine, très notable quantité d'albumine. Il meurt la nuit suivante. Le malade est resté deux jours sans uriner. Il urine donc à la suite de deux transfusions.

Mousset. A la suite de la deuxième transfusion, il a des selles un peu rosées.

Le lendemain mauvais état général. Réaction, algidité, délire. Meurt le surlendemain.

Magnery. 9 heures après la deuxième transfusion, pas de vomissement, diarrhée continuelle, selles riziformes. Crampes de temps en temps. Réchauffement des mains qui sont toujours cyaniques. Peau froide, gargouillement du ventre. Langue sèche, recouverte d'un enduit blanc, épais. P. très petit, filiforme 128. Il ne meurt que le surlendemain, à 7 heures du matin.

Remarquons ce fait de la persistance prolongée du pouls après la 2ᵉ injection, et de la disparition de l'algidité des mains.

Gommeau. Deux heures après l'injection, commence à se réchauffer. Le lendemain moins de diarrhée, va bien, n'a pas vomi, pouls radial insensible, n'est pas très algide, n'urine pas encore. Le 2ᵉ jour pas encore d'urine. Meurt la nuit suivante.

III. TRANSFUSÉS 4 FOIS ET MORT

Nous mettons à part Blanche, qui a été transfusé 4 fois.

Il entre algide, cyanique, sans pouls, sans voix, avec de l'anurie depuis trois jours.

La nuit de l'entrée, à minuit 1/2, 1ʳᵉ injection. 2 litres n° 3. Après pouls revenu faible, mais sensible.

Le lendemain, même état : à 10 h. 1/2, 2ᵉ injection, 2 litres n° 3. Après, frisson et tremblement, la voix est très revenue. A 12 1/2, pouls très ample 96.

Le 2ᵉ jour le malade réagit, il est agité, il a du délire. On constate une bronchite généralisée.

Dans la nuit 3ᵉ injection, 2 litres n° 1. L'agitation continue.

Le 3ᵉ jour, agitation grande, langue humide. Il se plaint continuellement, les extrémités sont froides. Toujours bronchite généralisée intense, sonorité moindre à la base droite.

Ce jour à 2 h. 1/2, 4e injection, 2.400 gr.. nᵒ 1 dans la saphène.

Avant : selles bilieuses, diarrhéiques, anurie toujours. Refroidissement, cyanose, asphyxie, râles tracheaux, plaintes faibles à l'expiration, pas de pouls, perte complète de la connaissance, pouls carotidien assez bon,80. Temp. 35°2. Le sang recueilli à 2 h. 51 se coagule complètement à 3 h. 14. Le pouls radial reste insensible tout le temps. Le pouls carotidien devient plus faible, 100 dès le 20e c. de p. et s'y tient. Température de 35°2 baisse à 34°9, à 100 c. de p. et 34°8 à 120 c. de p. La respiration est haletante, non modifiée ; à la fin, elle est plus profonde. La cyanose reste la même.Le malade se plaint davantage à 90 c. de p. A la fin, respiration toujours la même. Cyanose et algidité non modifiées. Il meurt à 4 heures.

IV. Transfusés une fois, guéris.

Six malades dans cette catégorie :

Duret, entre avec un cas moyen, devient algide le 6e jour, est injecté la nuit, 2 litres nᵒ 1. (pas de détails sur l'opération).

Le 2e jour, crise urinaire, remplit deux urinaux ; urine pâle, claire, limpide, pas d'albumine.Ventre endolori : a encore un peu de diarrhée.

Le 3e jour, moins de diarrhée.

Le 5e jour, va bien, une portion.

Le 6e jour, va bien, langue encore sale, pas de diarrhée.

Le 7e jour, va bien. Exéat le 10e jour.

Petit est algide, pas de cyanose, diarrhée, vomissements, pouls sensible, filiforme, est à 120. La voix est cassée, les pupilles un peu rétrécies. Injection de 2 litres nᵒ 1. Pouls devient plus fort à la fin, il atteint 116. Vomissements aqueux,après que l'on a injecté 250 grammes. Frisson intense de tous les membres.

Le lendemain, diarrhée persiste.

Le 2ᵉ jour, bon état général.

Le 3ᵉ jour, diminution de la diarrhée. a uriné un peu dit-il, réaction franche.

Le 4ᵉ jour, continuation de la diarrhée, pas d'urine.

Le 5ᵉ jour, réaction lente, mange peu, toujours diarrhée.

Le 6ᵉ jour, urine pour la 1ʳᵉ fois (?) rien dans les urines.

Le 7ᵉ jour. ne mange pas. plaie guérie.

Le 8ᵉ jour. va bien, pas de diarrhée, mange

Sort le 11ᵉ jour.

Hagnais. enfant de 15 ans, tuberculeux. face tirée, yeux excavés, un peu de cyanose, extrémités froides. Vomissements. diarrhée, crampes abondantes, a un pouls filiforme à peine sensible. On lui injecte 1500 grammes nº 1, immédiatement après : pouls bon, un vomissement, un frisson.

Le lendemain, réaction bonne.

Le 3ᵉ jour. pas de fièvre, une portion d'aliments.

Le 4ᵉ jour, convalescence. urine claire, limpide (1ʳᵉˢ urines).

Sort le 11ᵉ jour. parce qu'il a eu un peu de suppuration des lèvres de la plaie.

Lacroix, 45 ans, entre avec de la cyanose et de l'algidité. de l'anurie. pas de pouls dans la radiale, injection de 2 litres. nº 1. Aussitôt après: pouls assez bon, encore faible, 88 ; état général bon, voix revenue.

Le lendemain, est refroidi, état général grave.

Le 2ᵉ jour, laisse aller sous lui, selles verdâtres ; un peu d'adynamie; *chaleur* des parties couvertes.

Le 3ᵉ jour, va mieux. Premières urines, notable quantité d'albumine.

Le 4ᵉ jour, affaissé, rien dans les urines. demi-portion d'aliments.

Le 5ᵉ jour, va très bien, une portion.

Sort le 10ᵉ jour; la plaie s'est guérie par réunion immédiate.

Talguin, 36 ans, entre avec un cas moyen : langue cyanosée, a chaud, pouls assez bon, anurie. Dans la journée, devient algide; on lui injecte 2 litres nº 1.

Le 2ᵉ jour, va bien ; langue encore sale ; encore de la diarrhée. Le soir, va bien ; premières urines, claires, limpides, pas d'albumine.

Le 3ᵉ jour, va bien, encore un peu de diarrhée.

Le 4ᵉ jour, va bien : ventre encore en bateau, moins de diarrhée.

Le 5ᵉ jour, va bien, pas de diarrhée, une portion d'aliments.

Exéat le 8ᵉ jour.

PASQUES, 34 ans, entre avec un cas moyen ; yeux simplement excavés, faciès presque normal, langue sale, pas d'algidité, crampes dans les membres, anurie depuis la veille.

Le lendemain, est algide, cyanique, sans pouls à la radiale ; injection de 2 litres nᵒ 1 ; avant : pas de pouls ; T. R., 37°5. Le pouls apparaît au 50ᵉ c. de p. : 88 ; à 78 c. de p., pouls : 90 ; à 100 c. de p., pouls : 92. Température monte à 38° à 24 c. de p. ; à 34 c. de p., T. 38°2 et s'y tient jusqu'à la fin. Il y a donc eu ascension de 7 dixièmes.

Le lendemain a bien réagi. Va mieux, moins de diarrhée ; premières urines contiennent une notable quantité d'albumine.

Le 2ᵉ jour, va bien, encore plus d'albumine dans l'urine.

Le 3ᵉ jour, vomissements. Badigeon phéniqué, urine, notable quantité d'albumine.

Le 4ᵉ jour, va bien : urine, très léger nuage d'albumine.

Le 5ᵉ jour, va bien, rien dans les urines.

Le 6ᵉ jour, léger nuage d'albumine.

Le 7ᵉ jour, est un peu faible, un peu de diarrhée ; beaucoup plus d'albumine que la veille.

Le 8ᵉ jour, va bien, très peu d'albumine.

Le 9ᵉ jour, va bien, rien dans les urines

Exeat le 10ᵉ jour.

V. Transfusés deux fois, guéris

Deux malades dans cette catégorie :

Vinot. 35 ans. entre en choléra algide, anurie, vomissements. etc. : 1re injection de 1.300 grammes. n° 1.

Le lendemain. encore algide, continuation de la diarrhée : 2e injection de 2 litres n° 1 à 1 h. 1/2. La température : avant. 34°4 : après, 36°5 ; ascension de 2°1 pendant l'opération. Urine le soir. notable quantité d'albumine ; est resté 3 jours sans uriner le soir ; la température atteint 38°4.

Le lendemain réaction bonne, un peu trainante. Température périphérique élevée : langue sale : encore un peu de diarrhée, notable quantité d'albumine dans l'urine.

Le 3e jour. même état assez satisfaisant, très notable quantité d'albumine.

Le 4e jour. va bien, un peu moins d'albumine.

Le 5e jour. va bien, a faim, demi-portion, rien dans les urines.

Le 6e jour. encore de la diarrhée, rien dans les urines.

Le 8e jour. un peu d'agitation nocturne.

Le 9e jour, va bien.

Le 11e jour. mange bien ; part le 12e jour.

Gentil Jean. 31 ans, alcoolique. Malade depuis la veille au soir 8 heures. Algidité, peu de cyanose, pouls insensible, sueurs abondantes, voix cassée.

A 4 h. du soir, injection de 2 litres n° 1. — Avant : T. 37°9 : algidité modérée ; pas de cyanose ; pas de pouls.

Pouls apparait à 26 c. de p. ; à 36 c. de p., 112 ; incomptable le reste du temps, à cause du frisson ; 2 heures après, pouls bon. 132.

Température : à 40 c. de p., 38°2, et s'y tient jusqu'à la fin, (donc ascension de 3 dizièmes.)

Frisson, débute à 50 c. de p., est intense, le malade tremble de tous ses membres à 60 c. de p. ; le frisson continue jusqu'à la fin, et après même, il est aussi intense.

Respiration est un peu haletante à 50 c. de p., de même à 82 c. de p. est peu profonde, mais régulière. 26 p. m.

Crampes. à 37 c. de p., se plaint de crampes ; à 68 c de p. de coliques vives : à 91 c. de p. les crampes continuent.

Voix, à la fin de l'opération. est meilleure.

Deux heures après l'opération : P. 132 bon ; T. 38°8.

Cette même nuit, de nouveau. algidité complète, pouls insensible.

2ᵉ injection intra-veineuse de 2 litres nᵒ 1, à 11 h. 1/2.

Le pouls est un peu revenu. Il a eu un frisson pendant la transfusion. Mais l'état général n'est pas meilleur.

Le lendemain, pouls radial bon. pas de cyanose, pas d'algidité.

Le 2ᵉ jour, va très bien, réaction bonne, langue bonne.

Le 3ᵉ jour, encore un peu de diarrhée.

Le 4ᵉ jour, va bien.

Le 5ᵉ jour, bon état général, urine. très léger nuage d'albumine ; ce sont *les 1ʳᵉˢ urines.*

Le 6ᵉ jour, érythème de la face, rien dans les urines.

Le 7ᵉ jour. encore un peu de diarrhée.

Le 8ᵉ jour. très peu de diarrhée. un peu de fièvre, réaction typhique. Rougeur de la face ; un peu de bronchite.

Le 9ᵉ jour, état général un peu meilleur, pas de diarrhée.

Le 10ᵉ jour, va bien, demi-portion d'aliments.

Le 11ᵉ jour. va bien, il part en convalescence.

FEMMES

I. Femmes transfusées 1 fois. Mort

Nous étudions tout d'abord les effets immédiats de la transfusion, chez les 12 femmes de cette catégorie.

Pouls. — Une seule avait un pouls filiforme ; chez les autres, pas trace de pouls à la radiale.

20

Chez 5, on n'a pas marqué quand le pouls apparaissait ; chez les 7 autres, on a plus de renseignements.

Thomassin, pouls filiforme avant ; il est à **126** après.

Devient, état cadavérique à l'entrée, pas de pouls, cœur très faible ; après, pouls, 110.

Schœdin entre la nuit, cas très grave : pouls insensible, a reparu après.

Gagnard, pas de pouls, cœur faible avant ; après : 96 il est fort.

Lechap entre avec cas léger, devient algide dans la nuit ; pas de pouls avant ; après : 110.

Lafond entre avec cas moyen, devient algide dans la nuit ; pouls filiforme avant ; apparait à 45 c. de p. ; après pouls : **120**.

Meline, pas de pouls avant ; est comptable à 78 c. de p. ; après : 100.

Dambas, pas de pouls radial avant, le pouls carotidien : 104 ; le pouls radial revient à 11 c. de p., à 31 c. de p., pouls : 100, plein régulier ; à 60 c. de p., pouls est à 88 ; à 94 c. de p. le pouls est de nouveau insensible ; à 110 c. de p., le pouls : 60 ; à 125, le pouls est à 104.

3 minutes après, pouls irrégulier, à peine sensible.

8   —   pouls sensible : 92.

10   —   pouls radial faible ; pouls carotidien : **92**.

Muller, pas de pouls avant, apparait à 18 ; à 32 c. de p., très faible, il est à 80 ; à 80 c. de p. le pouls se sent bien, il est à 96 ; à 150 c. de p., pouls : 104, petit, faible, régulier.

Guillemain, pas de pouls avant, revient à 26 c. de p. ; il est petit, faible et rapide après.

Hubry, pas de pouls, cœur faible ; le pouls est sensible à 38 c. de p. ; à 52 c. de p. le pouls est comptable, il est à 120 ; à 69 c. de p. pouls : 128 ; à 90 c. de p. le pouls est fort : **124** ; à 121 c. de p. le pouls est excellent.

Dionie, pas de pouls, cœur faible ; le pouls apparait à 150 c. de p. ; il est incomptable encore à la radiale ; à la fémorale, on compte 104 pulsations ; à 108 c. de p. le pouls

radial est à 102 ; à 110 c. de p. le pouls est à 100 ; à 125 c.
de p. le pouls est à 104 ; à 128 le pouls : 112.

Le pouls revient après l'introduction d'une quantité très
variable de liquide, de 220 grammes à 1.500 grammes, il
arrive aux environs de 100, parfois faiblit après être redevenu
sensible ; assez souvent reste faible après l'injection ou faiblit
peu de temps après. Le cœur est faible et cet affaiblissement
paraît jouer un rôle important dans le relèvement peu marqué
de pouls.

Température. — Chez LAFOND, la température est à 40° 1
avant ; elle baisse de 1° 4 à 38° 7 après.

HUDRY avant T. 39° 8 : à 47 c. de p., 39°; à 82 c. de p.
T. 39° 9; et 125 c. de p. T. 39° 5 : après une hausse de 2 dixièmes, la température a baissé de 3 dixièmes ; une demi-
heure apré T. 38° 2 : ce qui fait une baisse de 1° 3 dixièmes,
due à la transfusion.

THOMASSIN. La température qui était de 36° 9 le matin, est
à 37° 3 après l'opération ce qui fait une hausse de 4 dixièmes.

GAGNARD. La température est à 36° 8 avant ; elle atteint 37° 4
après : hausse 6 dixièmes.

GUILLEMAIN. Temp. avant, est à 36° 6, elle reste la même.

DIONIE. Température avant, 36° 1 ; à 13 c. de p. T. 36° 2 ;
à 16 c. de p, 36° 4 ; à 20 c. de p. T. 36° 5 ; à 25 c. de p. 36° 8 ;
à 37 c. de p. T. 36° 7 ; à 108 c. de p. T. 36° 8 : à 119 c. de p.
T. 36° 6 ; à 125 c. de p, T. 36° 9 ; à 128 c. de p. T. 37°. Ici la
température, sauf une baisse momentanée, à 119 c. de p. ou
elle égale 36° 6, monte graduellement de 9 dixièmes, pendant
l'opération.

DAMBAS : Température avant 35° 2 ; à 44 c. de p. T. 35° 3 ;
à 70 c. de p. T. 35° 4 ; à 90 T. 35° 3 et s'y tient jusqu'à la fin.
3 minutes après T. 35° 2 ; 5 minutes après T. 35° 3. En résumé
faible hausse de 1 dixième.

MULLER. Température avant 32° 3 à 13 c. de p. T. 32° 4 ; à
80 c. de p. T. 32° 3 ; à 150 c. d. p. T. 32°4 ; faible hausse de 1/10°.

Cette étude de la température nous montre que l'injection diminue les chaleurs excessives, aussi bien que l'algidité prononcée ; l'opération tend en un mot, à rétablir la température physiologique à 37°, mais dans l'algidité prononcée, l'élévation est peu considérable : Muller (32° 3) Dambas (35°2).

Respiration. — GAGNARD pas de troubles dans la respiration. MULLER pas d'oppression.

DIONIE à 77 c. de p. respiration un peu gênée, irrégulière ; à 97 c. de p. respire largement et régulièrement ; à la fin, respiration régulière, large, et profonde.

GUILLEMAIN, a 68 c. de p., respiration irrégulière, anxieuse ; devient régulière à 84 c. de p.

DAMBAS, à 20 c. de p., sensation d'étouffement : à 60 c. de p. respiration bonne jusqu'à la fin.

HUDRY, avant, respiration calme, un peu rapide : à 60 c. de p. respiration calme peu fréquente.

En résumé, la transfusion donne lieu souvent, à une gêne momentanée de la respiration, à une oppression qui fait bientôt place à une respiration calme, profonde et régulière.

Frissons. — MULLER, DAMBAS et HUDRY, n'ont pas eu de frisson.

SCHŒDIN, a un frisson très fort, pendant l'opération.

GUILLEMAIN, frisson très fort, qui commence à 50 c. de p.

DIONIE a un léger frisson à 125 c. de p. qui continue à la fin et dure encore une heure après.

GAGNARD a un léger frisson pendant l'opération, et un grand frisson dans la nuit qui suit.

LAFOND, le frisson se montre à peine, et ne dure pas.

MÉLINE, le frisson n'apparaît qu'après la transfusion.

DEVIENOT, le frisson débute 3 minutes après l'opération : il dure 3 4 d'heure.

Le frisson qui est un phénomène fréquent, varie cependant, quant à l'époque de son apparition, à son intensité, à sa durée.

Voix. — LECHAP. chuchotte à peine avant, il faut approcher l'oreille de sa bouche, et on l'entend à peine après l'opération la voix est revenue en partie.

THOMASSIN, la voix était très cassée, elle est revenue.

MÉLINE, la voix était cassée, elle est revenue.

SCHŒDIN était sans voix, elle est revenue.

GAGNARD, la voix était très cassée ; elle est revenue.

MULLER était sans voix ; elle est un peu revenue.

DIONIE était sans voix : elle revient à 25 c. de p. à 50 c. de p. elle cause ; à la fin elle nous remercie.

GUILLEMAIN, la voix était cassée, elle revient a 68 c. de p.

HUDRY était sans voix : elle est bonne et forte à 60.

LAFOND, la voix était tout à fait cassée ; elle reparait à 78 c. de p.

DAMBAS était sans voix ; elle apparait à 88 c. de p. ; elle est meilleure à 108 c. de p.

C'est un des phénomènes les plus frappants de l'opération, que de voir les malades sans voix, chuchotant à peine, ou remuant les lèvres sans pouvoir émettre un son, commencer à causer : jusque là indifférents à tout, aussitôt que la voix revient, ils se mettent à parler d'eux-mêmes sans qu'il soit besoin de les interroger

Vomissements. — THOMASSIN est pris de vomissements très abondants, pendant l'opération.

DIONIE a un vomissement peu abondant, à 119.

Les autres pas de vomissements.

Le vomissement est donc un phénomène très inconstant.

Crampes. — DIONIE a de fortes crampes avant : à la fin de l'opération, et dès le 66° c. de p. elles sont moins fortes.

DAMBAS, à 85 c. de p. les crampes continuent : à la fin, elles ont diminué.

HUDRY, les crampes ont diminué à 100 c. de p.

L'injection intra-veineuse, calme dans les crampes. (Voir phén. consécutifs).

Cyanose. — DAMBAS, la cyanose disparaît à 110 c. de p., 10 minutes après, le nez est froid, mais les mains sont un peu plus chaudes.

MULLER, algidité et cyanose sont intenses avant; elles sont moindres après.

MELINE, cyanose intense des mains, des pieds et des lèvres avant, est diminuée après.

DEVIENOT, est froide et très cyanique avant; elle est réchauffée, et la cyanose a disparu en partie, après.

DIONIE, extrême cyanose, et algidité, peau couverte d'une sueur visqueuse avant, à 25 c. de p. la face et les poignets sont moins cyaniques; les mains restent de même; le nez est moins froid; à 119 c. de p. la cyanose des mains et de la face est très diminuée, les ongles ont perdu leur teinte violacée; à 125 c. de p. la peau est plus chaude, le nez est réchauffé: à 128, la peau est bonne, chaude sur la poitrine.

HUDRY, l'algidité et la cyanose des extrémités et de la face, sont très grandes; à 90 c. de p. la cyanose diminue, surtout à la face; à 105 c. de p., la cyanose des mains a presque complètement disparu.

THOMASSIN, cyanose et algidité avant; la cyanose a disparu.

LAFOND, qui avait un cas moyen au début, se refroidit et se cyanose la nuit, on l'injecte, la cyanose disparaît.

La cyanose diminue donc toujours, souvent beaucoup, quelquefois disparaît complètement, sous l'influence de la transfusion.

L'état de la sueur n'a pas été souvent relevé dans ces observations.

Système nerveux. — THOMASSIN. Dort pendant l'injection.

DAMBAS, s'endort à 31 c. de p.; se réveille à 88 c. de p. Trois minutes après, sommeil.

HUDRY s'endort à 52 c. de p.; se réveille à 100 c. de p.

GUILLEMAIN, s'endort à la fin.

DIONIE. Mal de tête débute à 37 c de p., continue à 108

c. de p.: devient plus fort à 110 c. de p.; diminue à
128 c. de p.

Lafond. Le coma qui existait avant, continue pendant et
dure jusqu'à la mort.

L'injection amène du côté du système nerveux, une séda-
tion suffisante pour que les malades s'endorment dans le
cours de l'opération.

État général. — Lechap. Pas de changement, était dans un
état grave.

Lafond reste dans le coma, mais le faciès est meilleur.

Muller. L'expression des traits du visage revient à
130 c. de p.

Meline était très déprimée auparavant, s'intéresse après à ce
qui se passe autour d'elle.

Thomassin éprouve une sensation de mieux.

Dionie. Était absolument indifférente à tout : elle n'a pas
senti l'opération : à 77 c. de p elle accuse une sensation de
bien être général, qui la fait sourire ; à la fin elle est contente,
parle à haute voix et nous remercie.

Phénomènes consécutifs.

Lechap, 2 litres (n°1). Après, pas de réaction : un peu de
voix, pouls plus fort, 110. Coma et mort, 2 heures après.

Thomassin. Le mieux mentionné aussitôt après la transfusion ne se maintient pas, elle retombe dans l'algidité et meurt
pendant la nuit.

Hudry. Injectée à 10 heures, la malade se refroidit, pâlit :
les râles trachéaux apparaissent, et elle meurt dans l'algidité,
à 2 heures de l'après-midi.

Deviendt. Le soir de l'injection, refroidissement, pouls
faible : mort dans la nuit.

Dionie. Transfusée à 11 h. 1|2, le frisson continue : il y a un
peu d'oppression. La température est à 37°2 ; la malade a

eu un vomissemsnt : elle meurt à 3 h. 1[2. Température
était : 36°8.

Muller. Deux heures après l'injection, le pouls est meileur
qu'au moment de l'opération. il est plus fort, elle est moins
refroidie. Le corps est plus chaud. La température rectale est
à 33°7. Moins d'abattement. Pas de voix : pas de frisson
caractérisé. Mort dans l'après-midi.

Dambas. Injectée à 11 h. 10 : à 3 heures, elle se sent mieux.
Température : 37°4. Décès dans la nuit, vers 10 heures.

Guillemain. Injecté à 2 h. 1/2 ; le soir à 5 heures a *chaud*.
Pouls faible, mais régulier ; pas de frisson nouveau, le sommeil a duré une demi-heure. La voix est conservée ; pas de
crampes... Diarrhée abondante. Pendant la nuit, hoquets,
vomissements. Refroidissement. algidité, mort.

Méline. Injectée, 2 litres dans la nuit : le matin à la visite,
vomissements abondants. Diarrhée, 6-7 selles roussâtres.
Voix en partie conservée. Peau chaude, sur le corps. Cyanose
des extrémités. Pouls filiforme incomptable. Température :
36°7. Morte pendant les préparatifs d'une nouvelle transfusion.

Schœdin. Injectée dans la nuit à 10 h. du soir : le lendemain
matin, cyanose, pas de vomissement. diarrhée (six selles),
quelques crampes. ;Voix faible, pas de pouls. Température :
36°8. Mort la nuit suivante.

Lafond. Le lendemain matin. le coma persiste, les pupilles
sont égales ; le faciès est moins cyanosé ; la peau est chaude,
le pouls est régulier, fort : 98. Pas de vomissements, un peu
de diarrhée, a *uriné* ; albumine dans l'urine. Température le
matin : 37°8 ; le soir, 36°8.

Le 2° jour ; température le matin : 37°4 ; peau chaude.
le faciès n'est pas altéré, la soif est vive ; elle a eu deux selles.
La voix est conservée ; le pouls est bon, moins rapide : 88°.
Urine, un peu d'albumine, elle retombe dans l'algidité, et
meurt dans la nuit.

Gagnard. Dans la nuit qui suit l'injection, grand frisson,
claque des dents, a une soif très vive.

Le lendemain, se trouve bien, peau chaude, faciès pas altéré, la langue est rouge et sèche.

Pas de vomissements; selles liquides, 6. Pas d'urine, les crampes ont cessé. Température, le matin, 37°8, soir, 37°9; pouls régulier, 102.

Le 2ᵉ jour. un peu d'abattement. Yeux plus exacrés, mal au dents. 4 vomissements, un peu d'appétit, quelque crampes. Température : matin, 37°2, soir, 37°6. Pouls, 100, moins fort.

Le 3ᵉ jour, abattement plus grand, 2 vomissements seulement. Diarrhée plus liquide, pouls petit, mais n'indique pas la transformation.

Le 4ᵉ jour, délire d'action, pas de vomissements, peu de diarrhée. Température : matin, 36°4, pouls, 96, un peu plus fort.

Le 5ᵉ jour, très abattue, yeux ternes ; beaucoup de diarrhée, pouls presque insensible ; n'a pas eu de délire cette nuit. L'examen du sang contre indique la transfusion, réaction algide, le coma s'accentue. Mort à 11 heures du matin. Température au moment de la mort : 34°2.

Plusieurs de ces malades, croyons-nous, auraient pu retirer un grand bénéfice d'une seconde transfusion; mais les charges multiples du service nous en ont bien souvent empêché ; si nous étions six, au moment de la visite du matin, nous ne restions plus que deux ou trois, pendant le reste de la journée. MM Lazet et Decamps, ont bien voulu alternativement me prêter leur concours, pendant toute la durée de l'épidémie.

II. FEMMES TRANSFUSÉES. GUÉRIES.

Les 12 femmes qui ont guéri après une transfusion, nous occuperont dans ce chapitre.

La première chose à considérer ici, c'est que sur 24 femmes transfusées une fois, 12, c'est-à-dire la moitié, ont guéri; le résultat contraste avec celui que nous ont donné les hommes ;

il n'y a pas ici à invoquer la gravité moindre des cas ; comme les hommes, ces malades étaient sans pouls ; comme eux, elles étaient cyanosées, algides, sans voix ; aussi est-ce à l'alcoolisme si fréquent chez les hommes, surtout dans le quartier Saint-Antoine, d'où provenait la plus grande partie de nos malades, qu'il faut attribuer la mortalité considérable que nous avons constatée précédemment ; comme preuve à l'appui, nous dirons que chez les femmes, les blanchisseuses et les cuisinières qui s'adonnent si souvent à la boisson, nous ont donné une mortalité en tous points comparable à celle des hommes. Enfin les altérations hépatiques, dégénérescence graisseuse, constatées dans l'autopsie d'un grand nombre d'individus, prouvent l'importance considérable de l'alcoolisme.

Pouls. — Demosfnov. Pas de pouls avant ; après, pouls fort à 84 ; était entrée avec un cas moyen, et était devenue algide le 2e jour.

Fabre. Pas de pouls avant ; après, il est bon : 120.

Nigue. Pas de pouls avant ; après il est très ample : 92.

Bonneau. Pas de pouls avant ; après, 112.

Jacob, la seule où l'on sente un pouls petit, très faible, à peine sensible, indomptable à 11 c. de p. ; il est très sensible à 19 c. de p. ; pouls : 8 ; à 38 c. de p. : 92 ; régulier à 40 c. de p., il est régulier et fort 108 ; à 50 c. de p, pouls plus faible 104 ; à 60 c. de p., il est plus lent, mais plus régulier : 88 ; à 76 c. de p., le pouls égale : 108 ; à 100 c. de p., pouls très bon, régulier, fort et ample : 110.

Trouillet. Cas très grave. Pouls nul, apparaît à 16 ; à 25 c. de p., P. 80 ; à 40, pouls 104 ; à 45 c. de p., 90 ; à 50 c. de p., pouls 112, il est fort ; à 77 c. de p., P. 116 ; à 89 c. de p., pouls 112 ; faible un peu à 110 c. de p. où il égale 76 ; à 115 c. de p., P. 98 plus fort.

Demigue. Cas moyen à l'entrée, devient algide le lendemain. Pas de pouls avant. Il apparaît à 18 c. de p. A 53 c. de p. on peut le compter à la fémorale 96 ; à 78 c. de p., le pouls égale 104 à la radiale ; à 84 c. de p., pouls 102 ; à 90 c. de p. et 100 c. de p. le pouls égale 100 fort.

GIROUARD. Cas grave ; pas de pouls à la radiale, très faible 60 à la carotide, apparait à 20 c. de p. ; à 34 c. de p. le pouls est petit 100 ; à 46 c. de p., il est plus fort 92 ; à 56 c. de p., il est fort 104 ; à 60 c. de p., 102 : à 90 c. de p., 100 ; à 100 c. de p. le pouls égale 120.

LYAGOUROF. Entre avec un cas moyen ; le deuxième jour est algide, avant la transfusion, pas de pouls, pouls carotidien 80. Le pouls apparaît à 22 c. de p. 88 ; à 30 c. de p. le pouls égale 104 ; à 39 c. de p., il est plus fort 102 ; à 150 c. de p., le pouls marque 120, il est un peu irrégulier ; à 65 c. de p., il devient plus fort, il est à 88 ; à 72 c. de p., P. est régulier, bien frappé ; à 80 c. de p., le pouls égale 80 : à 95 c. de p., pouls 96 ; à 100 c. de p., pouls 100 régulier.

LIARD. Cas grave, pas de pouls avant ; à 23 p. filiforme ; à 35 c. de p., il est petit, mais comptable, 100 : à 40 c. de p., pouls 102 ; à 52 c. de p., plus fort, il est à 88 : à 70 c. de p., pouls 92 ; à 82, le pouls est fort, il égale 100 : à 100, pouls 110 moins fort.

HUARDEAU. Cas grave, pas de pouls avant : à 39 c. de p. le pouls est sensible à droite 108 ; il est insensible à gauche ; à 50 le pouls est faible : à 69 c. de p., pouls 108 : à 93 c. de p., il égale 100 à droite, il reste insensible à gauche.

SAUDÉ. Cas moyen au début, algide le deuxième jour, pas de pouls avant : à 42 c. de p., pouls 100 ; à 80 c. de p., 104, plus fort : à 92 c de p., pouls 102 : à 100 c. de p., pouls 104.

Le pouls est apparu entre 16 et 42 coups de pompe ; toujours il se relève. acquiert de l'ampleur, de la force et de la régularité. En général, il avoisine 100 ; des cas qui précèdent, le pouls le plus lent est à 84, le plus rapide à 120.

Température. — Chez deux malades, on a noté seulement la température avant l'opération : elle est de 35°7 (la température la plus basse de la série chez *Donneau*) et de 36°8 chez *Fabre*.

Denonfroy. La température avant, est de 36°, après 37°1 ; le gain, 1°1.

Nigue. Avant T. 36°4 ; après T, 37°2 ; gain 8 1/10.

Trouillet. Avant T. 36°4 ; à 25 c. de p., T. 36°4 ; à 50 c. de p., T. 36°2 ; à 77 c. de p., T. 36°1 ; à 89 c de p., T. 36 4 ; à 100 T. 36°2 ; à 110 c. de p., T. 36°3 ; à 115 c. de p., T. 36°4. Après avoir perdu 4 dizièmes, la température revient au chiffre initial.

Saudé. Température avant 36°8 ; à 25 c. de p., T. 37° ; à 56 c. de p., T. 37°1 ; à 80 c. de p., T. 37°1 ; à 92 c. de p. T. 37°3 ; le gain est de 5 dixièmes.

Girouard. Température avant 36°8 ; à 46 c. de p. 37° ; à 56, 37°1 ; à 60 c. de p., T. 37°2 ; à 90 et 100 c. de p., T. 37°3. Le gain est de 5 dixièmes

Liard. Avant T. 36°8 ; à 23 c. de p., la même ; à 35 et 40 c. de p. T. 36°9 ; à 52 c. de p., T. 36°08 ; à 70 c. de p., T. 37 ; à 82 c. de p., T. 37°1 ; à 100, T. 37°2. Le gain est de 4 dixièmes.

Lyagourof. Avant T. 37° ; à 22 et 50 c. de p., T. 37°1 : à 50 c. de p., T. 37° ; à 65 c. de p., T. 37°1 ; à 72 c. de p., T. 37° ; à 86 c. de p., T. 37°1 ; à 100, 37°2. Le gain est de 2 dixièmes.

Derigue. Avant T. 37°3 ; à 53 de même ; à 70 c. de p., T. 37°4 ; à 100 c. de p., T. 37°d. Le gain est de 2 dixièmes.

Jacob. Avant T. 37°9 ; à 11 c. de p., T. 38°1 ; à 48 c. de p., T. 38 ; à 60 c. de p., T. 37°9 ; à 76 T. 38°, à 100 c. de p., T. 38°1. Le gain est de 2 dixièmes.

Huardeau. Avant T. 37°9 ; à 20 c. de p., T. 38 ; à 40 T. 37°8 ; à 75 c. de p., 37°3 ; à 93 T. 37°4 ; la perte a été de 5 dixièmes.

La transfusion amène donc une hausse de la température, variant de 2 dixièmes, à 1°1 dans la presqu'unanimité des cas ; puisqu'une seule fois, il y a eu une baisse de 5 dixièmes.

Respiration. — Nigue. A de l'oppression vers 50 c. de p. ;

Bonneau. La respiration est ample, et profonde après.

Lyagourof. Respiration un peu gênée à 39 c. de p., anxieuse, et oppressée à 50 c. de p., moins gênée à 65 c. de p., où elle égale 23 p. m. ; à 72. elle est régulière, ample, et se maintient de même de 80 à 100 c. de p.

Trouillet. La respiration est anxieuse à 25, et surtout à 40 c. de p. : elle se relève à 48 ; elle est plus ample et plus fréquente à 59 c, de p. où elle égale 36 p. m. : à 89 c. de p. elle est à 24 p. m. : elle est un peu irrégulière à 110.

Saudé. Respiration d'abord un peu gênée, puis ample, et profonde à 90 c. de p.

Derigue. Respiration anxieuse et gênée à 18 c. de p., plus exacte à 53 c. de p., plus ample et régulière de 78 c. de p., à la fin.

Girouard. Respiration anxieuse et gênée à 23, plus encore à 34 c. de p.; disparition de l'oppression à 46, reste bonne la fin.

Liard. Respiration anxieuse et entrecoupée à 52 ; bonne et normale de 70 c. de p. à la fin.

Huardeau, se plaint de suffocation à 30 c. de p.

Chez ces malades, la transfusion a produit très fréquemment, une phase d'angoisse et d'oppression plus ou moins marquée, mais toujours suivie d'une période de calme et de respirations amples. profondes et régulières.

Frisson. — Fabre. Fort frisson pendant, dure 3/4 d'heure.

Denonfroy, a un fort frisson pendant l'opération.

Nague, a un très fort frisson pendant.

Saudé. Le frisson débute à 25 c. de p., augmente à 62 c. de p.; à 92 c. de p.,il est général et violent.

Lyagourof. Début du frisson à 30 c. de p., intense à 65 c. de p., diminue à 88.

Girouard. Frisson léger à 34, très fort à 56 c. de p. et à 62 c. de p.

Jacob. Début du frisson à 50 c. de p.; à 76 c. de p., claque des dents ; à 94, sensation de froid intense.

Huardeau. Le frisson débute à 75 c. de p. et se prolonge après l'opération.

Liard. Pas de frisson pendant, frisson moyen qui commence 1/4 d'heure après, et qui dure 2 heures.

Bonneau. Le frisson commence 20 minutes après.

Trouillet. Pas de frisson pendant; 1/2 après frisson intense.

Derigre. Pas de frisson pendant, apparaît 2 heures après.

Toutes les malades ont eu du frisson, et presque toutes, un fort frisson chez 8, il est apparu dans le cours de l'opération; chez 4, il a été retardé d'un temps, variant entre 1/4 d'heure et 2 heures.

Nous avons vu que les femmes qui ont succombé, n'avaient pas eu de frisson, ou un frisson très faible.

Un frisson intense et prolongé, est d'un bon pronostic.

Voix. — Trouillet. Pas de voix avant, revient à 45 c. de p., s'améliore à 89 : bonne à la fin.

Girouard. Voix cassée avant, revient à 62 c. de p.

Derigre. Voix cassée avant, revient à 84 c. de p. est bonne à 100.

Lyagourof. Voix cassée avant, revient à 88 c. de p.

Saudé. Voix cassée au début, revient à 100 c. de p.

Liard. Voix cassée avant, revient à la fin.

Bonneau. Voix enrouée, revient à la fin.

Fabre. Pas de voix avant, revient à la fin.

Niove. Retour de la voix.

Jacob. à 40 répond plus facilement.

Sous l'influence de la transfusion, la voix revient aux malades, aussi les voit on heureux du retour de cette fonction, parler et causer d'eux-mêmes.

Vomissement. — Denonfroy et Niove. ont chacune un vomissement pendant l'opération.

Lyagourof, a de simples nausées.

Le vomissement est un phénomène très inconstant et sans grande signification.

Crampes. — Lyagourof. Les crampes sont très diminuées, à 65 c. de p.

Girouard a de légères crampes à 90.

L'injection calme les crampes, non pas de suite, le plus souvent, mais dans les heures qui suivent ; nous le verrons en étudiant les phénomènes consécutifs.

Cyanose. — Liard. La cyanose est diminuée après l'injection.

Nigue, est cyanosée avant, disparition partielle après.

Girouard. Cyanose considérable au début, cesse à la fin à 46.

Denigue. Cyanose considérable avant, diminue sensiblement de 53 c. de p. à 78 : le nez se réchauffe à 90 c. de p. les extrémités à 100 : à la fin, cyanose très diminuée.

Lyagourof. Algidité moyenne au début, diminue à la fin à 50 c. de p., est très diminuée partout à 72 c. de p.

Saudé. La cyanose a disparu à 100 c. de p.

Jacob. Avant, cyanose légère de la face, considérable des mains ; à 40 c. de p. le faciès est meilleur, à 76 la cyanose des mains disparaît.

Par suite de la transfusion, la cyanose et l'algidité disparaissent plus ou moins, quelquefois elles n'existent plus du tout ; c'est du reste là un phénomène qui dépend du rétablissement de la circulation.

Système nerveux. — Denonfroy, a eu dans le cours de l'opération un peu de céphalalgie.

Bonneau, a eu aussi de la céphalalgie.

Denigue. Un peu de céphalalgie à 84, disparaît à 100 c. de p. Pas de tendance au sommeil pendant, s'endort 2 heures après.

L'injection a donné une certaine tendance à amener un mal de tête, qui du reste, se dissipe toujours avant la fin de l'opération.

État général. — Bonneau. La malade cause et se sent très bien.

Lyagourof. Bien-être dès 39 c. de p., diminue pendant l'oppression, réapparaît à 72 c. de p. et se maintient.

Trouillet. Faciès bon.

Saudé. Sensation de bien être.

Girouard. Etat général amélioré à 46 c. de p.; malade très calme à 90 c. de p.

Liard est calme à 82 c. de p.

Jacob. Dès 40 c. de p. le faciès est meilleur, elle répond plus facilement.

Huardeau. A 30 c. de p. est plus réveillée qu'au début.

L'amélioration de l'état général qui est toujours très notable, et qui quelquefois est une véritable résurrection, résulte des modifications favorables des principaux symptômes, étudiés plus haut.

Phénomènes consécutifs.

Sur nos 12 malades, 10 ont une réaction simple, une doit être mise à part et une a eu une réaction typhique trainante.

Dès le début, nous voyons l'influence et l'injection qui abrège la convalescence d'une manière très nette.

En effet, dans les cas moins graves, où il n'y a pas eu indication de tranfusion, la réaction typhique est plus fréquente et la convalescence plus longue. (Voir la relation de l'épidémie faite avec Duflocq).

Réaction simple. — Sur ces 10 malades, 3 seulement n'ont pas eu d'éruption.

Ce sont :

Denonfroy, cette malade mérite une mention particulière : entrée avec un cas léger ; le lendemain, elle reste dans cet état ; le 2ᵉ jour on note abattement, reaction typhique, peau froide, pouls filiforme, on l'injecte.

L'injection arrète court la réaction typhique, car le lendemain de l'injection, on note : a passé une bonne nuit, va bien, seulement quelques nausées.

3 jours après l'opération, pas de vomissements, deux selles

liquides et une solide ; urine pour la première fois, léger nuage d'albumine.

Le 4° jour, va bien, pas d'albumine, demi-portion d'aliments : T. R. 36°8.

Le 9° jour, exéat.

Résultat : disparition et réaction typhique ; état général bon, arrêt des vomissements et de la diarrhée ; apparition de l'urine ; convalescence brève.

Faure, dès le lendemain, on note : bonne réaction, *a uriné*, rien dans les urines, peau chaude, T. 37°5 ; P. 102, il est bon ; a dormi la nuit, peu de diarrhée, 3 selles.

Le 2° jour, va bien, a vomi deux fois, rien dans les urines ; 2 selles seulement, T. R., matin 27°2 : soir 37°6.

Le 3° jour, 1 selle, pas de vomissements, P. 96 ; T. R., matin 37°3 ; soir 37°5.

Le 4° jour, vomit après avoir mangé, pas de diarrhée ; vésicatoire, pouls 88, T. R., matin 37°8, soir 38°1.

Le 5° jour, pas de diarrhée, pas de vomissements, va très bien, 1 portion.

Le 6° jour, exéat.

Résultat : réaction simple ; diminution, puis suppression des vomissements ; suppression de la diarrhée ; convalescence pour ainsi dire nulle ; de note, va bien, sort 6 jours après l'injection.

Derique, 2 heures après l'injection, pouls fort, 112, T. R. 37°6. Resp. 26 ample, frisson très fort, envie de dormir.

Le lendemain, bon état général, cyanose peu intense. *Pas d'urine*, pouls bon, 96 : T. R. 37°6 le matin, 37°8 le soir. Diarrhée diminuée.

Le 2° jour, mieux, T. R., matin 37°4, soir 37°4 : diarrhée diminuée ; *urine* dans la journée, *rien*.

Le 3° jour, P. 84 : T. R., matin 37°4, soir 37°5 ; diarrhée, 3 selles ; appétit.

Le 5° jour, P. 82 ; un peu de diarrhée.

Le 6ᵉ jour, P. 84 ; T., matin 37°, soir 37°3 ; **pas de diarrhée ; mange.**

Le 7ᵉ jour, convalescence, pas d'accident, sort le 13ᵉ jour.

Résultat : bon état général de suite : diminution puis suppression de diarrhée le 6ᵉ jour : retour de l'urine le 2ᵉ jour : convalescence sans incident.

6 malades, avec une réaction simple, ont eu un érythème plus ou moins intense.

Ce sont :

Jacob. Le lendemain, langue bonne, pas de fièvre, *rougeur légère de la face* : yeux encore excavés, pas de cyanose, ventre indolore : pouls bon, 100 ; pas de diarrhée ni de vomissements.

Le 2ᵉ jour, langue bonne, a faim, se trouve bien, pouls bon, demi-portion.

Le 3ᵉ jour, va bien, un peu de diarrhée.

Le 4ᵉ jour, va bien, P. 68, convalescence : encore un peu de diarrhée jusqu'au 8ᵉ jour.

Exeat le 9ᵉ jour.

Résultat : légère rougeur de la face : réduction simple et et bonne ; diminution de diarrhée, qui persiste encore un peu, 8 jours ; convalescence le 4ᵉ jour, sort le 9.

Bonneau, qui avait un cas très grave, a P. 120 ; cessation du frisson 3 heures après l'opération ; 6 heures après, le pouls 115, un peu faible ; la nuit elle dort bien.

Le lendemain, avec des coliques, 36 selles, 2 vomissements, pas de crampes, urine pour la première fois, rien dans les urines, P. 100, régulier, bon : T. R., matin 37°, soir 37°5.

Le 2ᵉ jour, bon état, peau chaude, pas de vomissements ni de diarrhée, 1 selle, pouls petit, faible, 100 : T. R., matin 37°8, soir 37°9.

Le 3ᵉ jour, va bien, 2 selles, P. 102, T. matin 37°5, soir 37°7.

Le 4ᵉ jour, va bien, 3 selles, P. 92, T. matin 37°, **soir 37°4.**

Le 5e jour, une selle, léger érythème de la face, 1 portion.

Le 7e jour, exeat.

Résultat : réaction simple ; suppression de crampes, diarrhée, vomissements ; érythème de la face dès le 3e jour, va très bien.

Saudé. Dès le lendemain, état général bon. Réaction simple. Suppression des vomissements ; encore un peu de diarrhée. N'urine pas. T. R. mat. 37°5 ; soir 37°8.

Le 2e jour, état général bon ; moins de diarrhée ; 1re *urine*, un peu d'albumine. T. R. mat. 37°7 ; soir, 37°8.

Le 3e jour, va bien ; encore un peu d'albumine, érythème léger, mange.

Le 4e jour, desquamation ; est guéri.

Le 7e jour, exeat.

Résultat. — Réaction simple, état général de suite bon. Suppression des vomissements : diminution, puis suppression (le 4e jour) de la diarrhée. Urine le 2e jour : un peu d'albumine pendant 2 jours. Erythème de la face. Guérie le 4e jour, part le 7e.

Girouard. Dès le 1er jour, réaction bonne, pouls 100. T. 37°3, 37°7 ; urine, un peu d'albumine ; moins de diarrhée.

Le lendemain, pas de vomissements, pas de diarrhée ; urine rougeâtre, mais a ses règles.

Le 4e jour, un peu d'angine ; pas d'albumine.

Le 5e et 6e, angine augmente ; le 7e jour, diminue.

Le 8e jour, éruption scarlatiniforme. Un peu d'albumine.

Le 9e jour, l'albumine augmente ; l'angine devient diphthéroïde.

Le 11e jour, angine diminue ; le 13e jour, disparaît.

Le 16e jour, exeat.

Résultat. — Réaction simple. Apparition de l'urine, variation de l'albumine. Angine diphthéroïde, éruption scarlatiniforme, suppression de diarrhées et de vomissements dès le 2e jour.

Lvagourof. Le lendemain va bien. Suppression des vomis-

sements, d'minution de la diarrhée. P. 98, bon. T. mat. 37° ;
soir 37°9. Urine, un peu d'albumine.

Le 2° jour, ni vomissements, ni diarrhée, p. 88. T. mat. 37°6 ;
soir 38.

3° et 4° jour. Va bien. Dans la nuit, éruption érythémateuse qui augmente le 5° jour et s'efface le 6° jour.

Le 7° jour, convalescence. Exeat le 11° jour.

Trouillet. Urine 7 h. après l'injection ; contient de l'albumine.

Le lendemain, réaction nette. pouls fort 98. T. mat. 36°8 ;
soir 37°3 ; encore un peu de diarrhée.

2° et 3° jour, continuation de vomissements et de diarrhée.

4° jour, diminution de diarrhée et vomissements, 2 selles,
a faim ; un peu d'albumine dans l'urine.

5° jour, ni vomissements, ni diarrhée ; érythème scarlatiniforme ; encore de l'albumine.

6° jour. P. 84. T. mat. 37° ; soir 37°6 ; mange.

7° jour est guérie ; légère suppuration des bords de la
plaie.

13° jour, exeat.

Résultat. — Réaction bonne, urine dès la 7° heure : continuation, puis suppression, le 5° jour, de vomissements et
diarrhée ; éruption scarlatiniforme ; guérie le 7° jour.

Huardeau. Cette femme, chez laquelle on a noté la réapparition du pouls, d'un côté, a été examinée au point de vue
d'un anévrisme possible de l'aorte. Pas de signes de cette
affection.

Dès le lendemain, rash. scarlatiniforme ; toujours de la
diarrhée.

Le 2° jour, rash. a diminué, urine ; albumine.

Le 3° jour, va bien ; diarrhée continue un peu.

5° jour, moins de diarrhée.

6° jour, va bien ; le 8° jour, encore un peu de diarrhée.

Le 12° jour, nouvelle rougeur de la face et contraction des
extrémités.

Le 14° jour, ces deux symptômes ont disparu.

Le 15° jour, va bien.

Résultat. — Réaction bonne, urine le 1ᵉʳ jour ; continuation de la diarrhée,. érythème de la face, contraction des extrémités.

Réaction typhique. — Nique, que nous mettons à part, a eu cependant une réaction typhique légère ; cette malade est enceinte de 9 mois, et au moment de pratiquer l'injection il y a un commencement de travail ; l'état de la malade était tel, que nous nous sommes crus autorisés à tenter l'injection intra-veineuse.

Après l'injection, dans la journée, le frisson continue, le visage est coloré ; les vomissements continuent jusqu'à 5 h. du soir ; pouls 110. T. 38°1. La réaction est bonne, le col est toujours dilaté ; urine le soir, léger nuage.

Le lendemain, arrêt des vomissements, 3-4 selles verdâtres, p. 96, régulier, ample. T. 37°6, 37°8.

Dans la journée, on constate que le col s'est refermé ; on entend bien les bruits du cœur, du fœtus.

Le 2° jour, peau chaude ; faciès bon, pouls bon : 92 ; trois selles jaunâtres.

Le 3° jour, pas de vomissements, diarrhée abondante, selles roussâtres, pouls un peu faible 91. T. 37°4, 27°3.

Le 4° jour, réaction typhique ; langue sale, pas de vomiss., 1 selle, p. faible : 100.; peau fraîche. T. 36°4, 36°8.

Le 5° jour, moins abattue, 1 selle, p. 88, plus fort.

Le 6° jour, va bien. T. 37°4, encore quelques crampes.

Le 10° jour, léger érythème de la face.

Le 14° jour, exeat.

Résultat. — Arrêt de l'accouchement, réaction bonne, les yeux sont typhiques ; arrêt des vomissements et de diarrhée, selles roussâtres, léger érythème de la face.

Liard. Dès le lendemain, réaction typhique ; pas de vomissements, pouls petit 102, diarrhée. T. mat. 37°4 ; soir 37°6. Urine, 1,200 gr., albumine en quantité, un peu de sucre.

Lé 2ᵉ jour, abattement, diminution de diarrhée, moins d'albumine. T. 37°4, 38°1.

3ᵉ jour, état général meilleur, un peu typhique, diarrhée moindre, vomissements. T. 37°3, 38°4.

4ᵒ jour, va mieux, pas de diarrhée.

5ᵉ jour, guérie du choléra, reste satuberculose, passage en médium, légèrement faciale ce jour. Par la suite, tétanie passagère ; évolution rapide de la tuberculose.

Résultat. — Réaction typhique, diminution de diarrhée ; guérison rapide du choléra, érythème de la face, tétanie. Reste la tuberculose.

III. femmes transfusées deux fois. mort.

Quatre femmes rentrent dans cette catogérie. Nous donnerons successivement les résultats de la première et de la deuxième transfusion.

Première transfusion. — Effets immédiats.

Pouls. — Labre. Avant, pas de pouls ; après, p. 120.

Chady. Avant, pas de pouls ; à 57 c. de p., commence à être sensible : 116.

Carlas. Avant, pouls petit, incomptable ; à 37 c. de p., sensible : 124 ; à 69 c. de p. : 124 ; à 81 c. de p., le pouls est bon à 100 c. de p. : pouls bon, mais dépressible : 128.

Lameunière entre avec un cas léger. Algide le 4ᵉ jour, pouls filiforme, se compte encore : 100 ; à 15 c. de p., pouls plus fort : 64 ; à 25 c. de p. : 88, régulier ; à 40 c. de p. : 92 ; à 54 c. de p. : 96, plus fort ; à 69 c. de p. ; 96 ; à 100 c. de p. : 100, régulier.

Température. Labre. T. : 36°6, avant ; après : 37°1. Le gain est de 5 dizièmes.

Lameunière. T. avant : 36°8 ; à 15 c. de p., T. : 37° ; à 40 c. de p., T. : 36°9 ; de 61 à 100 c. de p., T. : 36°8. T. reste stationnaire.

Chady. T. avant : 36°8 ; à 5⁄ c. de p. 36°7 ; 1⁄4 d'heure après, T. : 37°2. Le gain est de 4 dizièmes.

Caulas, pas marquée avant ; à 37 c. de p., T. : 37°2 ; à 69 c. de p., T. : 37°1 ; à 94 c. de p., T. : 37° ; à 100, T. : 36°9. La perte est de 1 dizième.

Respiration. — Labre. La respiration est plus ample.

Lameunière. A 25 c. de p., pas d'oppression ; à 40 c. de p., R. : 20 p. minutes.

Frisson. Labre, a un fort frisson.

Lameunière, à 61, frisson léger ; aussitôt après l'opération, frisson intense qui dure 3 h. 1⁄4.

Caulas. Frisson peu intense à 66 c. de p., reprend à 81 c. de p., continue à 89 c. de p.

Voix. — Chady. Commence à parler à 30.

Caulas. Commence à causer à 69. Se trouve mieux.

Vomissements. — Lameunière. A des nausées avant et après.

Crampes. — Lameunière se plaint de crampes, à 25 c. de p.

Cyanose.

Système nerveux. — Labre à une céphalalgie assez intense pendant l'injection.

Etat généal. — Caulas. Se trouve mieux à 69.

Phénomènes consécutifs.

Caulas. La 1ʳᵉ injection a eu lieu à 2 heures, le soir on essaye, infructueusement, de l'injecter. Le lendemain, elle est dans le coma. On la réinjecte aussitôt.

Lameunière, injectée à 1 h. 1⁄2. Le lendemain de nouveau algide, et cyanosée. TR. 36°2. On la réinjecte à 10 heures.

Chady. Une demi-heure après la fin de l'opération (10 h.), T. : 37°2 ; le lendemain matin, algide et cyanosée, réinjection à 10 h. 1⁄2.

Labre. 2 h. 1⁄2 après, pouls : 100. La malade est réchauffée, contente. La soif est très vive, la diarrhée continue.

Le lendemain, langue sèche, vomissements abondants. Diarrhée, 6 selles, léger cyanose des extrémités, chaleur consacrée, pouls régulier, un peu faible : 98 ; T. : mat. 37°2, soir, 37°8.

Le 2° jour, peu chaude, va bien, pas de vomissements, de diarrhée, soif vive.

1° urine. beaucoup d'albumine, un peu de sucre, p. 88. T. : mat., 36°8, soir, 37°5.

Le 3° jour, réaction typhique de la prostration, pas de vomissements, 3 selles, peau chaude, pouls faible, sensible, mais difficile à compter, bronchite. T. : matin, 37°6, soir, 37°.

Dans la nuit, algidité, cyanose, oppression, T. à 32°8. On la réinjecte.

Deuxième transfusion. — Effets immédiats.

Pouls. — Chadv. Pas avant, à 9 c. de p. déjà comptable : 128 ; à 21 très bon ; à 40 c. de p. très bon : 126 ; à 60 c. de p. : 120 ; à 100 c. de p. le pouls très bon : 100.

Caulas. Pas avant, à 69 c. de p., très sensible : 120 ; à 125 c. de p., il est très sensible.

Labre. Pas avant, après il est très faible.

Lameunière. Avant pas de pouls, ni radial, ni fémoral, est incomptable à la carodide, à 35 c. de p. le pouls carotidien est sensible, mais on ne pent le compter à cause des mouvements respiratoires.

Température. — Labre. Avant Température : 32°8 ; après T. 32°9.

Lameunière. Avant T. 35°7 ; 41 c. de p. T. 35°2.

Chadv. Avant T. 37°4, s'y tient pendant l'opération, et 1/4 d'heure après.

Caulas. Avant T. 38°8 ; à 39 c. de p. T. 39°5 ; à 87 c. de p. T. 39°1 ; à 125 c. de p. T. 38°9.

Respiration. — Lameunière. La respiration devient irrégulière, tantôt rapide, tantôt calme et profonde, à 60 c. de p.

Chady. A 21 c. de p. qq. tubes d'air passent dans l'appareil, pas de troubles respiratoires ; à 33 c. de p. respiration : 32", calme et assez superficielle et à 40 c. de p. encore qq. tubes d'air, la respiration reste bonne jusqu'à la fin.

Caulas. La respiration d'abord supérieu ; et fréquente, devient plus ample, quoique toujours fréquente.

Voix. — Chady. Cause à 63 c. de p.

Vomissements. — Chady. A 70 c. de p. nausées.

Crampes.

Cyanose. — Chady. Les mains, le nez et la langue sont froids avant ; à 90 c. de p. la cyanose des mains a diminué,

Système nerveux. — Chady. A 65 c. de p. a qq. bouffées de chaleur.

Etat général. — Chady. A 52 c. de p. la malade s'intéresse à l'opération, et a son enfant malade, dans la salle. Va bien à la fin.

Caulas. Avant, coma, est insensible aux excitations extérieures ; après ne parle pas spontanément, mais répond quand on l'interroge.

Labre. Pas de réaction ; même cyanose, algidité, et oppression.

Lameunière. A 70 c. de p. cette malade est prise de mouvements tétaniques, les yeux sont convulsés, il y a de la raideur du thorax ; on arrête l'injection.

Convulsion de la face avec dilatation des pupilles ; sorte d'état épileptiforme.

Le cœur ne bat plus. Perte du reflet cornéen.

On pratique la respiration artificielle pendant 10 minutes.

Pendant les 5 premières minutes, 1-2 mouvements respiratoires se font et l'on sent une résistance des muscles, abaisseurs des bras.

Flagellation ; encore qq. mouvements respiratoires.

Toujours arrêt du cœur, on abandonne ce cadavre.

Phénomènes consécutifs.

LAMEUNIÈRE. Meurt pendant l'opération.

LABRE. Meurt à 3 heures du matin sans réaction.

CAULAS. La T. 38°5 et le pouls plus faible est à 156, 1/4 d'heure après l'injection, elle meurt, à 3 heures de l'après-midi.

CHADY. Le lendemain va bien, pouls existe petit : 116 ; existe un peu de diarrhée.

Le 2e jour, vomit toujours. Le 3° jour, langue un peu sale.

Le 6° jour, érythème débute, se généralise les jours suivants, apparition d'une angine diphthéroïde, accidents apoplectiformes, aphonie temporaire, réaction typhique, attaque de cyanose, mort le 9° jour après l'injection. (Voir les détails dans la relation de l'épidémie).

IV. FEMMES TRANSFUSÉES DEUX FOIS. GUÉRISON

Nous étudierons successivement les deux transfusions, chez les deux malades qui rentrent dans cette catégorie.

1re *Transfusion.* — *Effets immédiats.*

Pouls. — FLORANTIN, le pouls insensible avant, se relève à 120 c. de p.

DALMARE, pas de pouls, bruits du cœur faible, femme amaigrie ; le pouls revient à 29. c. de p. 110 ; à 50 c. de p. 104 très relevé ample ; à 75 c. de p. 104 ; à 100 c. de p. 112.

Température. — FLORANTIN, à 38° avant.

DALMARE, à 37 c. de p. T. 37°5 ; à 50 c. de p. T. 37°6 ; à 100 T. 37°4.

Respiration. — FLORANTIN, oppression à 45 c. de p. ne dure pas : respiration est régulière profonde, à la fin.

DALMARE, à 75 c. de p. la respiration est superficielle, 40 p. minutes.

Frisson. — FLORANTIN, très fort frisson après l'injection, dure 1 h. 1/2.

DALMARE, sensation de froid, à 57 c. de p.; à 93 c. de p. trouble un peu.

Voix. — FLORANTIN, la voix revient à 58 c. de p.

DALMARE, la voix est revenue à 75 c. de p.

État général. — FLORANTIN, très calme; bien être pendant la transfusion demande à ce qu'on lui injecte plus de liquide; bon état après, s'endort.

Phénomènes consécutifs.

FLORANTIN, est algide le lendemain; 2ª transfusion.

DALMARE, est algide le soir même; 2ª transfusion.

Deuxième transfusion.

Pouls. — FLORANTIN, pouls très petit.

DALMARE, pas de pouls avant : à 19 c. de p. est petit faible ; à 54 très petit rapide, 104 : à 56 c. de p. pouls, 104 petit ; pouls petit rapide 104 à 100 c. de p.

Température. — FLORANTIN, avant 36°9, après 37°4.

DALMARE, avant 37°5 à 59 c. de p. T. 37°3.

Respiration. — DALMARE, à 59 c. de p. respiration régulière plus ample. 36 ; à 76 c. de p. respiration régulière.

Frisson. — FLORANTIN, frisson très fort ; durée 2 h. 1 2

DALMARE, à 86 c. de p. début du frisson : à 100 c. de p. frisson interne.

Voix. — DALMARE, à 26 c. de p., voix plus claire, cause ; à 100 c. de p., voix plus claire.

Vomissements. — DALMARE, nausées à 100 c. de p.

Crampes. — DALMARE, à 86 c. de p. sont calmées : à 97 c. de p. contraction assez forte des 2 bras.

État général. — FLORANTIN, repose après l'injection, est très soulagée.

DALMARE, à 56 c. de p. s'endort, est réchauffée après.

Phénomènes consécutifs

Florantin, le soir réaction franche, T. 38° ; pouls 102 bon ; pas d'urine.

Le lendemain vomit un peu, P. 98. Diarrhée diminuée, T. mat 37°6, sur 37°7, urine beaucoup d'albumine, pas de sucre.

Le 2ᵐ jour, va bien, réaction simple, ni diarrhée, ni vomissements, mange T. 37°6 37°7.

Le 3ᵉ jour, même état, toujours albumine ; un peu de sucre.

Le 4ᵉ et 5ᵉ jour, va bien.

Le 6ᵉ jour, vomit, P. 100, un peu d'abattement.

Le 7ᵉ jour, ne vomit plus, P. 88, endormie, moins d'albumine, plus de sucre.

Le 8° jour, pas d'albumine, même quantité de sucre, va bien.

Le 9° et 10ᵉ jour, va bien, part le 11ᵉ jour.

Résultat. — Réaction simple ; urine le 2ᵉ jour, albumine sucre ; arrêt de diarrhée, et vomissements ; convalescence simple.

Dalmare, le lendemain est réchauffée, pouls peu sensible.

Le 2ᵉ jour, soif vive, vomit encore, P. 88.

Le 3ᵉ jour, continue à vomir, ventre sensible.

Le 4ᵉ jour, ventre moins sensible, pouls bon 60.

Le 5ᵉ 6ᵉ et 7ᵉ jour, va bien.

Le 8 jour, urine rien.

Le 11ᵉ jour, encore de la diarrhée.

Le 13° jour, pas de diarrhée, va bien.

Le 18ᵉ jour, va bien, sort le 20ᵉ jour.

Résultat. — Réaction simple, mais trainante, continuation, une diminution de diarrhée, vomissements, sort seulement le 20ᵉ jour.

V. Femme transfusée trois fois. Mort.

Bos Marie, la seule malade de cette catégorie, entre avec cas grave : cyanose, algidite, crampes fortes, voix cassée, pouls filiforme.

1re *injection (2,500 gr.) à midi.*

Pouls. — Avant, pas de pouls, revient à 69 c. de p. ; à 85, se compte 104 ; à 114 c. de p., P. 85 régulier, fort ; à 125 c. de p., P. 115 régulier ; 1/2 heure après, P. 112.

Température. — Avant, 36°6 ; à 85 c. de p., T. 36°5 ; à 125 c. de p., T. 36°7 ; 1/2 heure après, T. 36°6.

Frisson. — A 114 c. de p. très fort ; malade claque des dents ; continue après, l'opération dure 2 heures.

Voix. A 125 c. de p. est revenue en partie.

Respiration. — Oppression à 114, disparaît à 125 c. de p. ; ample et profonde.

Cyanose. — Cyanose du visage : a disparu presque complètement à 125.

Système nerveux. — Céphalalgie violente à 125.

État général. — Le soir à 5 h. : malade se trouve bien : faciès bon, peau chaude : pas d'urine.

Le lendemain, malade moins bien, peau fraîche, léger abattement, pas de vomissement ; diarrhée abondante. Voix se casse de nouveau ; pouls petit.

2e *injection (2 litres).* — A 5 h. : *algide, nouveau aspect typhique.*

Pouls. — Nul avant. A 18 c. de p., pouls 120, et y reste jusqu'à la fin.

Température. — T. 36°4 avant ; à 18 c. de p., T. 36°6 ; à 56 c. de p., T. 36°5 ; après, T. 36°6.

Le lendemain, arrêt des vomissements et de la diarrhée : pas d'urine. Adynamie.

Le 2ᵉ jour. Adynamie, faciès cyanique, T. : mat. 37; soir 37ᵒ5; urine le soir. Dans la nuit, algide à 11 h. soir.

3ᵉ injection (2 litres). — Avant, refroidissement cyanose, pouls nul; pendant, pas de frisson.

Le lendemain, réaction typhique, diarrhée abondante, P. 88, T. 36ᵒ1.

Le 2ᵉ jour. Réaction typhique, conjonctivite de l'œil droit; urine : un peu d'albumine : diarrhée abondante. Bronchite généralisée; pouls 92, T. : matin 37; soir 37ᵒ1.

Le 3ᵉ jour. Réaction typhique. Prostration et oppression considérable, érythème de la face. T. R. 38, pouls 80. Bronchite généralisée.

Coma et mort, dans l'après-midi.

Cette femme était cuisinière, alcoolique.

ENFANTS

1. ENFANTS TRANSFUSÉS UNE FOIS, MORT.

Nous avons quatre enfants dans cette classe ; deux ont été injectés dans les veines, et deux dans l'artère humérale.

Nous étudierons successivement ces deux catégories.

Injection intra-veineuse.

Didier Constance, 14 ans, à l'entrée, coma, méningitique complet, les vomissements sont abondants.

A 8 heures du soir, 1500 gr., nᵒ 1. — Après : pouls : 125; est réchauffée; coma persiste le même.

Mort dans la nuit.

Speltinx, 3 ans; à l'entrée, cas grave; peau froide cyanosée; pas de voix, pas de pouls.

Injection de 300 gr. nᵒ 1. — Après, se réchauffe; pouls bon, régulier, rapide. 110; voix revenue; enfant sourit; respiration plus ample, pas de frisson.

Le lendemain, agitation grande, cris du petit malade ; les pupilles sont égales, diarrhée abondante ; pas de vomissements ; se refroidit ; T. : 36°9 ; Le pouls est régulier ; dans la nuit, coma et mort.

Injection intra artérielle

Chez deux enfants qui présentaient toutes les indications de la transfusion, mais dont les veines n'auraient admis aucune canule, nous nous sommes crus autorisés, à tenter l'injection intra artérielle ; le liquide a été passé à contre sens, du courant sanguin ; il n'en est résulté aucun inconvénient : au contraire, la disparition de la cyanose dans ces 2 cas a été pour ainsi dire instatanée, et les résultats immédiats ont été tels, que nous n'hésiterions pas à recommencer cette tentative, dans des cas analogues. Nous ne dissimulerons pas, les difficultés pratiques, de cette opération. La recherche de l'artère, à cet âge, et dans ces conditions (arrêt des battements) est délicate ; enfin l'introduction de la canule est difficile.

Il faut avoir soin avant d'insicer l'artère, de lier le bout inférieur ; puis de lier après l'injection, le bout supérieur. Nous n'avons pas mis de points de suture : un simple pansement de Lister, et l'enveloppement du membre, dans de la ouate salicylie, nous ont paru le meilleur traitement concutif.

Sponagel, 4 ans, à l'entrée abattement, pas de vomissements, diarrhée abondante, pouls filiforme. T. 38°8, respiration 32. 2 heures plus tard algide, pas de pouls, T. 40°2 ; yeux excavés, cyanose.

Injection de 600 gr. n° 1, dans l'artère humérale, droite.

Pouls, apparaît à 18 c de p., devient fort à 20 c. de p. T. R. avant 38°8 au milieu 38°6 ; après 39°4.

Cyanose diminue à 15 c. de p. ; disparaît à 20 c. de p. visage animé. Après l'opération, le nez est chaud, l'œil est animé ; il n'existe plus de cyanose, sauf au bras droit, au-

dessous de la ligature, l'enfant s'endort paisiblement à
2 h. 3/4.

A 4 h. 1/4 de nouveau cyanique, pouls insensible, faiblesse grande, mort dans la soirée.

GRADE, 1 an, à l'entrée mort imminante, absolument froid, cyanosé, pas de pouls.

Injection 280 gr. dans l'humérale droite.

Après cyanose moindre, teint plus clair, pas de frisson, pas de vomissements, P. 172.

Injecte à 3 h. du soir l'enfant ne meurt que le lendemain matin, en algidité.

III. ENFANTS TRANSFUSÉS UNE FOIS. GUÉRISON.

Quatre enfants dans cette classe.

Effets immédiats.

PICARD Marie 10 ans. A l'entrée cyanose, et algidité, pas de pouls.

Injection de 1200 gr. (la nuit). Après, relèvement immédiat de l'état général.

SPELTINX Jeanne, 7 ans. A l'entrée, cas moyen; le lendemain soir, diarrhée très abondante, vomissements fréquents, crampes très fortes, refroidissement. pouls très faible.

Injection de 700 gr. n° 1, (par M. Hayem) pas de notes sur l'opération.

HENNER Eugène. 5 ans. A l'entrée, pas de cyanose, peu d'algidité mais pas de pouls, abattement grand.

Injection de 700 gr n° 1. Après. Pouls devient sensible à 28 c. de p. peu sensible après. T. R. 36°4 avant est à 36°6 après.

SUTTER Emile, 4 ans. Apporté de l'hôpital Trousseau, en algidité complète et cyanose; le pouls est encore assez bon T. R. 36°7.

Injection de 250 gr. n° 1. Après. Pouls 110 régulier; T. R.
37°3 ; amélioration immédiate, vomissements peu après.

Cet enfant a un mal de Pott.

Phénomènes consécu'ifs. — Réaction simple.

Speltinx. Le lendemain va bien, faciès bon, un peu coloré
peau chaude, soif vive, pas de vomissements, encore diarrhée
4 selles. T. R. 37°, le pouls bon régulier 84, pas de crampes.

Le 2e jour, pas d'abattement, a [dormi, langue humide,
2 selles seulement, urine rien T. M. 37°. S. 37°5.

Le 3e jour, érythème de la face, langue bonne, 2 selles
molles, 1/2 portion.

Le 4e jour, va bien, urine chargée de sels, ni sucre, ni albumine.

Le 5e jour, disparition de l'érythème guérie.

Ne s'en va que le 9e jour, parce que ses parents ne viennent
pas la chercher.

Résultat : Arrêt des crampes, des vomissements, de la
diarrhée, apparition de l'urine le 2e jour, érythème de la face,
réaction simple, guérison rapide.

Hesser. Le lendemain, va bien, peau bonne, pouls bon, ne
vomit pas, urine rien.

Le 2e jour, va bien, p. 112.

Le 3e jour, léger gargouillement du ventre, langue un peu
sale, pouls 132.

Le 4e jour, affaisse, pas de diarrhée p. 96.

Le 5e jour, va bien, guéri. ,

Ne part que le 14e jour, parce qu'on s'occupe de le placer,
sa mère Chady est morte dans le service.

Résultat : Urine le 1er jour, arrêt des vomissements, et de
la diarrhée, pas de convalescence, guéri le 4e jour.

Réaction traînante.

Sutter, réaction très bonne, l'enfant est pâle, sommeille,

quelques vomissements, 5-6 selles, peau bonne, pouls 100.

Le 2ᵉ jour, œil vif, langue sèche, peau bonne, arrêt des vomissements, 3 selles, ventre un peu pâteux, pouls 100.

Le 3ᵉ jour, même état.

Le 4ᵉ jour, peu de diarrhée, a uriné, premières urines, rien.

Le 5ᵉ jour, augmentation de diarrhée, bouche pâteuse, ventre sensible, gazouillement léger, abattement, pupilles normales, pouls, 98, langue sèche, un peu rouge.

Le 7ᵉ jour, moins d'abattement, langue humide, 2 selles seulement, pouls régulier, 100.

Le 8ᵉ jour, bon état général, légère bronchite.

Le 9ᵉ jour, va bien, 10ᵉ jour a faim, mange.

Le 12ᵉ jour se lève, pourrait sortir.

Le 16ᵉ jour, on le renvoie à Trousseau.

Résultat : réaction bonne, puis rechute ; arrêt des vomissements : arrêt puis reprise de diarrhée ; urine seulement le 4ᵉ jour ; guéri le 10ᵉ jour, légère bronchite.

Réaction typhique.

Picard, le lendemain, langue sale, face un peu rouge, yeux injectés, peau chaude, diarrhée abondande, pouls bon, urine rien.

Le 2ᵉ jour, un peu de fièvre, langue sèche ; aspect légèrement typhique : laisse aller sous elle, T. 38°.

Le 3ᵉ jour, mauvais état général, aspect typhique, mal de tête et vomissements.

Le 4ᵉ jour, va un peu mieux.

Le 5ᵉ jour, va mieux ; ne veut rien prendre que sa potion de Todd.

Le 6ᵉ jour, langue rouge, un peu sèche ; va bien, P. 64, lent.

Le 7ᵉ jour, langue meilleure, encore un peu sèche, encore un peu de diarrhée.

Le 10ᵉ jour, langue bonne, pas de diarrhée, va bien, demi-portion.

Le 11ᵉ jour se lève ; exeat le 14ᵉ jour.

Résultat : apparition des urines le 1ᵉʳ jour ; réaction typhique un peu méningitique ; continuation de diarrhée, de vomissements ; guérie le 10ᵉ jour seulement.

III. TRANSFUSION INTRA-PÉRITONÉALE.

Pour faire cette opération, on pratique, sur la ligne médiane, et à égale distance de l'appendice xiphoïde et de l'ombilie, une boutonnière latérale de un centimètre et demi. Arrêté sur le faciès fibreux on prend la canule tranchante que l'on enfonce d'un coup sec. On injecte ensuite comme à l'ordinaire.

Chez deux malades, cette opération a été pratiquée.

Une enfant qui n'a eu que cette variété de transfusion.

Une femme, qui préalablement avait eu l'injection intra-vineuse.

ENFANT

Mathia Gaston, 13 ans. Arrivé la nuit sans pouvoir donner de renseignements.

Algidité, cyanose, peau froide, voix cassée, éteinte, pouls insensible.

Ne trouvant pas de veine pouvant admettre la canule, M. Hayem fait la transfusion péritonéale.

Injection de 500 gr. de la solution nᵒ 2 (chlorure de sodium pur).

Pas de réaction immédiate.

Le lendemain, réaction pseudo-méningitique, peau chaude. TR. 37°9 ; pouls petit, lent, faible, 88 ; le faciès n'est pas altéré ; pas de dilatation des pupilles, langue sèche, rouge.

Soif vive ; pas de vomissements ; diarrhée abondante, continuelle, blanchâtre ; ce malade ne répond pas aux questions ; mais ici aussi on l'examine.

Ventre, sonde, rétracté, pas sensible. Pas d'urine ; décès dans le coma, le matin.

SIMON Louise. — Cette femme subit d'abord deux injections intra-veineuse ; puis étant retombée dans le collapsus, M. Hayem fit l'injection péritonéale.

La malade était déjà dans le coma au moment de l'opération.

Elle n'en sortit pas et mourut quelques heures après. Pas de modification du fait de l'opération.

TRANCHE K. [illegible]				TRANCHE K. [illegible]				TRANCHE K. [illegible]			TRANCHE K. [illegible]			TRANCHE K. [illegible]		
[illegible]	[illegible]	[illegible]	[illegible]	[illegible]	[illegible]	[illegible]	[illegible]	[illegible]	[illegible]	[illegible]	[illegible]	[illegible]	[illegible]	[illegible]	[illegible]	[illegible]
[illegible]	[illegible]	2	1	[illegible]	[illegible]	[illegible]	1	[illegible]	[illegible]	[illegible]	[illegible]	[illegible]	1	[illegible]	[illegible]	1
[illegible]	[illegible]	2	1	[illegible]	[illegible]	[illegible]					[illegible]	[illegible]	1	[illegible]	[illegible]	
[illegible]	[illegible]	2	1	[illegible]	[illegible]	[illegible]	1	[illegible]			[illegible]	[illegible]	1			
[illegible]	[illegible]	2	1	[illegible]	[illegible]	[illegible]	1				[illegible]	[illegible]	1			
[illegible]	[illegible]	2	1	[illegible]	[illegible]	[illegible]	1				[illegible]	[illegible]	1			
[illegible]	[illegible]	2	1	[illegible]	[illegible]	[illegible]	1				[illegible]	[illegible]	1			
Morel	[illegible]	[illegible]	1	[illegible]	[illegible]	[illegible]	1									
Marechal	[illegible]	2	1	[illegible]	[illegible]	[illegible]	1	[illegible]								
[illegible]	[illegible]	2	1	[illegible]	[illegible]	[illegible]	1									
[illegible]	[illegible]	[illegible]	1	[illegible]	[illegible]	[illegible]	1									
[illegible]	[illegible]	[illegible]	1	[illegible]	[illegible]	[illegible]	1									
[illegible]	[illegible]	2		[illegible]	[illegible]	[illegible]	1									
[illegible]	[illegible]	[illegible]	1	[illegible]	[illegible]	[illegible]	1									
[illegible]	[illegible]	[illegible]	1	[illegible]	[illegible]	[illegible]	1									
[illegible]	26	2	1	[illegible]	[illegible]	[illegible]	1									
[illegible]	[illegible]	[illegible]	1	[illegible]	[illegible]	[illegible]	1									
[illegible]	2	2 1/2	1	[illegible]	[illegible]	[illegible]	1									
[illegible]	[illegible]	2	1	[illegible]	[illegible]	[illegible]	[illegible]									
[illegible]	[illegible]	2	1	[illegible]	[illegible]	[illegible]	1									
[illegible]				[illegible]	[illegible]	[illegible]	1	[illegible]								
Total 20				[illegible]				1			[illegible]			[illegible]		

MORT.   Total [illegible]   [illegible]   VIE

FEMMES

TRANSFUSÉES UNE FOIS

NOMS	ÂGE	QUANTITÉ DE L'INJECTION	NATURE DE LA SOLUTION	ÉTAT GÉNÉRAL
Peron	48	2	1	
[illegible]	6[?]	21.2	1	
[illegible]hap	2[?]	2	1	Tubercul.
[illegible]ousson	43	2	1	État mis.
[illegible]endt	38	2.300	1	État mis.
[illegible]ine	5[?]	2	1	
[illegible]edin	36	2	1	Alcoolique
[illegible]nard	34	2	1	
[illegible]bie	34	2.0[?]	1	Alcoolique
[illegible]ier	67	3	1	État mis.
[illegible]llemain	37	21.2	1	
[illegible]bax	9[?]	21.2	1	
[illegible]ry	6[?]	21.2	1	

NOMS	ÂGE	QUANTITÉ DE L'INJECTION	NATURE DE LA SOLUTION	ÉTAT GÉNÉRAL
Laverrière	32	2	1	
Daumeray	5[?]	2	1	
[illegible]bre	2[?]	2	1	
Neue	47	2	1	
Bourreau	17	2	1	
Lyagourof	2[?]	2	1	
Tenaillot	21	2.400	1	
Naudo	31	2	1	
Girouard	44	2	1	
Dère	52	2	1	
Liard	9[?]	2	1	Tubercul.
Jacob	19	2	1	
Bourdeau	19	2	1	

1 MORT — 13 GUÉRISON

TRANSFUSÉES DEUX FOIS

NOMS	ÂGE	QUANTITÉ DE L'INJECTION	NATURE DE LA SOLUTION	ÉTAT GÉNÉRAL
Lèbre	45	2	1	Alcoolique
		2	1	
Lameanière	43	2	1	Alcoolique
		1.400	1	
Chody	2[?]	2	1	Alcoolique
		2	1	Tubercul.
Caulas	31	2	1	
		2.350	1	
Couvart	59	2	1	
		2	1	
Parrot	21	2	1	(Injection d'air)
		2	1	Morte le lendemain

NOMS	ÂGE	QUANTITÉ DE L'INJECTION	NATURE DE LA SOLUTION	ÉTAT GÉNÉRAL
Biernotin	43	2 1/2	1	
		1 1/2	1	
Damare	30	2	1	
		2	1	

" MORT — 4 GUÉRISON

TRANSFUSÉES TROIS FOIS

NOMS	ÂGE	QUANTITÉ DE L'INJECTION	NATURE DE LA SOLUTION	ÉTAT GÉNÉRAL
Bois	2[?]	2 1/2	1	Tubercul.
		2	1	
		2	1	
Peudeut	54	2	1	Tubercul.
		2	1	

2 MORT

ENFANTS

TRANSFUSÉES UNE FOIS

NOMS	ÂGE	QUANTITÉ DE L'INJECTION	NATURE DE LA SOLUTION	ÉTAT GÉNÉRAL
Injection veineuse				
Diebe	14	1.400	2	
Speltinx	3	300	2	
Injection intérieure				
Spomagel	4	500	2	
Orgle	1	125	1	

1 MORT

NOMS	ÂGE	QUANTITÉ DE L'INJECTION	NATURE DE LA SOLUTION	ÉTAT GÉNÉRAL
Speltinx	7	790	1	
Picard	10	1.200	1	
Benare	3	700	1	
Satter	1	250	1	Mal de Pott

4 GUÉRISON

TRANSFUSION PÉRITONÉALE

NOMS	ÂGE	QUANTITÉ DE L'INJECTION	NATURE DE LA SOLUTION	ÉTAT GÉNÉRAL
Sanson	[illegible]	[illegible]	[illegible]	Alcoolique / Intra-veineu. / Péritons.
Metha	[illegible]	[illegible]	2	

" MORT

INJECTIONS INTRA-VEINEUSES

TOTAL 41 { 2[?] Morts. / 18 Guérisons. }

CHAPITRE VIII

STATISTIQUE GÉNÉRALE

NUMÉRO D'ORDRE	NOMS ET PRÉNOMS	AGE				CAS PRIMITIFS	CAS SECONDAIRES			SANS RENSEIGNEMENTS	TRAITEMENT			TRANSFUSIONS
		4 ans et au-dessous	5 à 14 ans	Adultes	50 ans et au-dessus		Atrophiques	Tuberculeux	Affections organiques quelconques		Laudanum et Bismuth	Salicylate Bismuth	Injection d'éther	
1	Loquet Hippolyte				52	1	?				1		1	N° 1.... 4.200 gr.
2	Dubois Louis			28		1					1		1	1 N° 1.... 2 litr. 1/2
3	Arnold Louis			34						1	1			1 N° 1....
4	Wagner Maitral			36				1			1		1	N° 3.... 2 litr....
5	Magnery Hubert				50			?						1 N° 1.... 1.500 gr. N° 2.... 2 litr....
6	Duret François			34				?			1		1	1 N° 1.... 2 litr.... N° 2.... 1.700 gr.
7	Mousset Henri			47		1					1		1	N° 2.... 2 litr....
8	Chepeau Jean-Baptiste			26						1				
9	Chabot Ernest			43		1					1		1	
10	Pfuffer Charles			38		1					1		1	
11	Guilleret Jean-Baptiste			48		1					1		1	
12	Lemaire Charles				65	1					1		1	N° 1.... 2 lit.....
13	Petit Jules			17		1					1		1	N° 1.... 2 lit.....
14	Laurent Louis				57	1					1		1	
15	Piastra Georges		11			1					1		1	
16	Dumont Alphonse			44			?				1		1	N° 1.... 2 litr....
17	Morel Louis		15					1			1		1	N° 1.... 1.500 gr.
18	Génard Jean			32				1			1		1	N° 1.... 2 litr....
19	Grenot Maurice			40				1			1		1	
20	Migoullé Pierre				62			1			1		1	
21	Delvigne Jean-Baptiste			44						1				
22	Hagnais Paul		14					1			1		1	N° 1.... 1.500 gr.
23	Deligny Désiré			36							1		1	
24	Gescoff Ernest			31				1			1		1	
25	Bencourt Eugène									1				
26	Crétois Jules			35						1				
27	Bidault Philippe													
28	Gentil Benjamin			22		1					1		1	N° 1.... 2.000 gr. N° 2.... 2.000 gr.
29	Bonnefou Pierre			34		1				1	1		1	
30	Besserieux François			26										
31	Thierry Claude			36		1					1		1	
32	Waute Désiré			25					1		1		1	2 avec n° 1, 2 lit. chaq.
33	Vannier Jules			42		1					1		1	1 N° 1.... 2 litr.... 2 N° 3.... 2 litr....
34	Thibault Victor				54	1				1	1		1	
35	Renauld Antoine			45				1			1		1	N° 1.... 2 litr.... N° 2.... 2 litr....
36	Lagache Pierre				55	1							1	
37	Royer Jean			20				1			1	1	1	
38	Guelliot Vincent								1		1	1	1	
39	Gibaudaut Séraphin				55	1				1	1		1	
40	Maume Julien			18		1					1		1	
41	Georges Jean				68	1					1		1	
42	Dehayes Adolphe			20								1	1	
43	Martignone Jean			36				1			1		1	
44	Wallero Ernest									1	1			
45	Marsol Dominique				54	1					1		1	
46	Davoust Aimable			34				1			1		1	1 N° 3.... 2 litr....
47	Blanche Eugène			30		1	?				1		1	1° N° 3.... 2 litr.... 2° N° 3.... 2 litr.... 3° N° 1.... 2 litr.... 4° N° 1.... 2.400 gr.
48	Bailly Louis			40						1	1			
49	Kleich Yves			39				1			1		1	1 N° 1.... 2 litr....

PAS DE TRANSFUSION	RÉACTION				COMPLICAT.		GUÉRISON		MORT		DATE		DURÉE DU SÉJOUR	OBSERVATIONS
	Simple	Typhoïde	Traînante	Pseudo-méningite	Bronchite	Exanthème	Rapide	Traînante	Algide	Réaction	De l'entrée	De la sortie ou du décès		
									1		5 nov.	6 nov.	1/2	
									1		5	6	1/2	Grande agitation.
		1								1	.	10		Agitation. délire.
									1		7	9	2	
			1					1			7	21	14	
		1								1	7	10	3	Délire, agitation (lavement chloral).
1									1		8			Mort avant la visite; n'a pas été vu.
1		1						1			8	13	5	
1	1						1				8	13	5	
1	1						1				8	14	6	
			1							1	9	12	3	
		1						1			9	20	11	
1		1					1				9	10	1	
1		1		1						1	9	12	3	
		1					1				9	12	3	
		1								1	9	13	4	
		1								1	9	13	4	
		1								1	9	15	6	Délire, agitation (lavement chloral).
1										1	9	11	2	
1									1		9	10	1/2	N'a pas été vu.
		1						1			9	20	11	Réaction très rapide; guéri le 12.
1		1						1			9	15	6	
1		1						1			9	15	6	
										1	9	9	0	
									1		9	10	1/2	Mort avant la visite; n'a pas été vu.
										1	9	16	7	Saturnin, erreur de diagnostic.
		1			1					1	9	12	3	
1	1								1		9	14	5	Cas léger.
1								1			9	10	1	N'a pas été vu.
1									1		9	10	1	
		1								1	10	15	5	A commencé par bonne réaction, puis réaction typhique; urines légérement sanglantes.
									1		10	11	1	
1									1		10	10	1	
									1		10	12	2	Cas léger à l'entrée.
1		1							1	1	10	11	1	
		1							1	1	10	17	7	Taches ecchymotiques, coudes et genoux; agitation (lavement chloral).
1		1	1					1			10	26	16	Kyste hydalque du foie, cas interne; conjonctivite; kyste très tendu à sa sortie.
1	1						1				10	14	4	
1							1				10	15	5	Cas très léger avec jaunisse.
1		1								1	10	12	2	Cas léger à l'entrée, devenu grave.
1			1		1				1		10	18	8	Cas très léger à l'entrée; guéri; rechute sérieuse.
1		1								1	10	15	5	Très agité (lavement chloral et injection de morphine).
									1		10	10	1/2	N'a pas été vu.
1	1						1				10	14	4	Cas léger.
									1		10	11	1	
		1			1				1		10	13	3	Très agité (lavement chloral).
									1	1	10	11	1	N'a pas été vu.
		1				Plaq. cyan s. l. rotules			1	1	10	13	3	

N° D'ORDRE	NOMS ET PRÉNOMS	AGE 4 ans et au-dessous	5 à 14 ans	Adultes	50 ans et au-dessus	CAS PRIMITIFS	CAS SECONDAIRES Alcooliques	Tuberculeux	Affections organiques concomitantes	SANS RENSEIGNEMENTS	TRAITEMENT Laudanum et bismuth	Salicylate Bismuth	Injection d'éther	TRANSFUSIONS
50	Berjaud François				53	1					1		1	1 N° 1.... 2 litr....
51	Devedec Louis		13			1					1	1	1	
52	Lacroix Henri			45		1						1	1	1 N° 1.... 2 litr....
53	Mauriat Oscar									1				
54	Gemard Louis			24		1					1		1	
55	Marcon Emile			31		1					1		1	
56	Delatolie Auguste			35			1					1	1	
57	Nicolas Louis				55						1		1	N° 1.... 2 litr....
58	Grome Maurice				58				1		1		1	N° 3.... 2 litr....
59	Boulangeot Jean-Baptiste				54		1				1		1	N° 1.... 2 litr....
60	François Célestin			45			1					1	1	
61	Félix Alphonse				55		1						1	N° 1.... 2 litr....
62	Bartin Abel			18		1						1	1	
63	Maréchal Alexandre			37				1	1				1	N° 1.... 2 litr....
64	Talguin François			36		1						1		N° 1.... 2 litr....
65	Démelin Charles				53	1								
66	Lepallier François			38		1						1	1	N° 1.... 2 lit....
67	Gomeaux Benoit			28		1						1	1	N° 1.... 2.500 gr.
68	Cohade Jean			20		1					1			
69	Cheniclet Jean				57	1					1			
70	Lecardinal François			32		1	1				1	1	1	
71	Guigon Louis			32		1					1		1	
72	Prevost Léon			38		1	1					1	1	N° 1.... 2 litr....
73	Cornichault Eugène								1					
74	Jacques Nicolas			45					1					
75	Renault Charles			24		1						1	1	
76	Leplanche Edmond			47			1					1	1	
77	Simon Michel				69	1	? Coch					1	1	N° 1.... 2.500 gr.
78	Rausche Jean-Baptiste			34								1	1	N° 1.... 2.500 gr.
79	Texier Emile			45		1							1	N° 1.... 2 litr....
80	Drault Adolphe			29		1						1	1	N° 1.... 2.200 gr.
81	Gueny Victor			46			1					1	1	N° 1.... 2.000 gr.
82	Duclaux Emile				60	1						1	1	N° 1.... 1.300 gr.
83	Vinot Xavier			35		1						1	1	N° 1.... 2.000 gr.
84	Fralens Théophile			37										
85	Legros Jules			47						1			1	
86	Legros Désiré			25								1		
87	Marquet Benjamin				52	1						1		
88	Roustan Jules			18		1						1		N° 1.... 2.000 gr.
89	Gentil Jean			31			1					1	1	N° 1.... 2.000 gr.
90	Raimbault Henri			42		1						1		N° 1.... 2.000 gr.
91	Langlois Jean-Marie			39		1						1		
92	Rolland Jean-Marie			21		1						1	1	N° 1.... 2.000 gr. / N° 3.... 3.000 gr.
93	Clément Jean-Baptiste				51	1							1	N° 1.... 2.000 gr
94	Boloch Charles			37								1		
95	Mélisson Victor			46				1				1		
96	Michalou Gaston			24			1					1		
97	Paques Charles			34			1					1	1	N° 1.... 2.000 gr.
98	Gallier François			44			1					1		

| PAS DE TRANSFUSION | RÉACTION | | | | COMPLICAT. | | GUÉRISON | | MORT | | DATE | | DURÉE DU SÉJOUR | OBSERVATIONS |
	Simple	Typhoïde	Traînante	Pseudo-méningite	Bronchite	Exanthème	Rapide	Traînante	Algide	Réaction	De l'entrée	De la sortie ou du décès		
1	1	1							1		10 nov.	13 nov.	3	Réaction typhique; adynamie; algidité.
1	1										10	17	7	Cas léger.
			1								10	21	11	Tourneur en cuivre. État convalescent le 15 novembre.
											10	10	1/2	N'a pas été vu.
1	1										10	21	11	Cas léger; va bien dès le 12.
1	1										10	13	3	
1	1			1						1	11	20	9	Hoquet persistant; délire alcoolique (lavement chloral).
									1		11	12	1	
									1		11	13	2	
									1		12	12	1/2	Mort avant la visite.
1											11	16	5	A commencé par une réaction bonne; algid. violente; céphal.; urines roug
	1								1		11	12	1	
		1	1		1				1		11	17	6	Va bien dès le 13.
	1							1			11	13	2	
1										1	12	19	7	Va bien dès le 13.
1		1	1						1		12	17	5	Cas très léger; guéri dès le 12.
											12	26	14	Cas chronique; coma; attaque apoplect.
											12	16	4	Commence par faire bonne réaction.
											13	15	2	Cas très léger.
											13	14	1	Cas très léger.
1							1				13	15	2	A eu un peu de délire; cas léger.
1											13	18	5	Cas léger.
											13	14	1	Début par cas moyen, puis cas très grave.
											13	14	1	Erreur de diagnostic
									1		13	14	1	Malade trouvé sur la voie publique; n'a pas été vu.
1							1				13	17	4	Cas léger.
1									1		14	19	5	Délire alcoolique; hoquet.
1									1		14	15	1	Selles sanguines.
					Érup. purp. diffuse jamb. et th.				1		14	16	2	
									1		14	15	1	Selles sanguines.
1						1					14	16	2	Cas léger.
		1								1	14	20	6	
	1						1				14	18	4	Tourneur en cuivre; mal de gorge.
	1		1				1				14	27	13	Un peu d'agitation; cas grave.
											14	15	1	N'a pas été vu.
1	1								1		14	15	1	N'a pas été vu.
1	1						1				14	16	2	Cas léger.
1							1				13	17	2	
1							1				15	20	5	Cas léger.
	1	1			1	1		1			15	26	11	Cas très grave; érythème de la face.
1		1	1				1		1		15	15	1	
1		1	1					1			15	2 déc.	17	Érythème de la face; Vomiss. opiniâtres
									1		15	18	3	Sécheresse de la cornée.
1									1		15	15	1	
1							1				15	19	4	Céphalalgie.
1								1			15	21	6	Cas léger.
	1							1			15	20	5	Cas moyen.
1	1							1			15	26	11	Vomiss.; badig. phéniqué; cas grave.
1		1	1						1		15	3 déc.	18	Cas chron.; badig. phéniqué; hoquet; gavage; ictère; érythème anasarque; selles sanglantes.

NUMÉRO D'ORDRE	NOMS ET PRÉNOMS	AGE				CAS PRIMITIF	CAS SECONDAIRE			SANS RENSEIGNEMENTS	TRAITEMENT			TRANSFUSIONS
		5 ans et au-dessous	5 à 15 ans	Adultes	51 ans et au-dessus		Alcooliques	Tuberculeux	Affections organ. quelconques		Laudanum et Bismuth	Salicylate Bismuth	Injection d'éther	
99	Huiglbrucher Émile	..	..	32	..	1	..	..	..	..	..	..	..	N° 1.... 2.000 gr. } N° 1.... 2.400 gr. }
100	Montleau Philippe	..	..	..	54	1	..	..	..	..	..	1	1	
101	Fickel Charles	..	..	..	..	..	..	..	1	..	..	..	..	
102	Pelletier Antoine	..	..	..	72	..	..	..	..	..	..	..	..	
103	Rivandour François	..	..	33	..	1	..	..	..	..	..	..	..	
104	Stircler Léopold	..	..	33	..	..	..	..	..	..	..	1	..	
105	Mora François	..	..	..	61	1	..	..	..	..	1	..	1	N° 1.... 2.000 gr. } N° 1.... 2.000 gr. } N° 1.... 2.000 gr. } N° 1.... 2.000 gr. } N° 1.... 2.000 gr. } N° 2.... 2.000 gr. } N° 2.... 2.300 gr. } N° 2.... 2.000 gr. }
106	Hernion Jean	..	..	43	..	1	..	..	..	..	..	..	1	
107	Lhomme Simon	..	..	26	..	1	..	..	..	..	..	1	1	
108	Boulestein Charles	..	..	31	..	..	..	..	..	..	..	..	..	
109	Vassor Eugène	..	..	28	..	..	..	..	..	..	..	..	..	
110	Speltinck Joseph	..	14	..	..	1	..	..	..	..	..	1	1	
1	Géronard Amélie	..	..	41	..	1	..	..	..	..	1	..	1	N° 1.... 2 litr....
2	Desmoussoi Marie	..	..	..	53	..	1	?	..	..	1	..	1	N° 1.... 2 litr.... } N° 2.... 2.500 gr. }
3	Renault Clémence	..	..	27	..	..	..	?	..	..	1	..	1	
4	Sutter Émilie	..	4 1/2	..	..	1	..	..	1	..	1	..	1	N° 1.... 250 gr.
5	Couvart Félicité	..	..	..	59	1	..	..	..	..	1	..	1	N° 1.... 2 litr.... } N° 2.... 2 litr.... }
6	Deweendt Mathilde	..	..	38	..	1	..	..	..	..	1	..	1	N° 1.... 250 gr.
7	Labre Lucie	..	..	45	..	..	1	..	..	..	1	..	1	N° 1.... 2 litr.... } N° 1.... 2 litr.... }
8	Bonneau Henriette	..	..	17	..	1	..	..	..	..	1	1	1	N° 1.... 2 litr....
9	Hanriot Anna	..	..	21	..	..	..	..	1	..	1	1	1	
10	Agnan Célina	..	..	30	..	..	1	..	..	..	1	..	1	
11	Combet Marie	..	..	42	..	1	..	..	..	..	1	..	1	
12	Thomassin Élise	..	..	44	..	1	..	..	..	..	1	..	1	N° 1.... 2 litr....
13	Gran'jean Gabrielle	..	11	..	..	1	..	..	..	..	1	..	1	
14	Didier Constance	..	14	..	..	..	..	..	..	1	..	1	..	N° 1.... 1.500 gr.
15	Veuve Lanier	..	..	..	64	1	..	..	..	..	1	..	1	
16	Crévost Eugénie	..	..	41	..	1	..	..	..	..	1	..	1	
17	Landrieu Annette	..	..	..	62	1	..	..	..	..	1	..	1	
18	Coffin Joséphine	..	..	..	63	..	..	..	1	..	..	..	1	
19	Simonet Marie	..	..	..	56	1	..	..	..	..	1	..	1	
20	Bouillon Clémentine	..	..	33	..	..	..	..	..	1	..	1	..	
21	Digère Marie	..	..	28	..	..	..	..	1	..	1	..	1	
22	Wendel Gertrude	..	..	37	..	..	..	..	..	1	1	..	1	
23	Bour Mélanie	..	..	..	61	..	1	..	..	1	1	..	1	
24	Schiedin Sophie	..	..	..	56	..	..	1	..	..	1	..	1	N° 1.... 2 litr....
25	Lebigot Victorine	..	..	24	..	1	..	..	..	..	1	..	1	
26	Prudent Julie	..	..	32	..	1	..	..	..	..	..	..	..	N° 1.... 3 litr.... } N° 1.... 2 litr.... } N° 1.... 3 litr.... }
27	Labaille Louise	..	..	30	..	..	..	..	..	1	..	..	..	
28	Fleury Rosalie	..	..	29	..	1	..	..	..	..	..	..	..	
29	Herzog Agathe	..	..	20	..	1	..	..	..	..	1	..	1	
30	Mélisse Hermance	..	..	..	50	1	..	..	..	..	1	..	1	N° 1.... 2 litr.... } N° 1.... 2 litr.... }

PAS DE TRANSFUSION	RÉACTION				COMPLICAT.		GUÉRISON		MORT		DATE		DURÉE DU SÉJOUR	OBSERVATIONS
	Simple	Typhoïde	Traînante	Pseudo-membraneuse	Bronchite	Exanthème	Rapide	Traînante	Algide	Réaction	De l'entrée	De la sortie ou du décès		
..	..	..	..	..	..	..	..	..	..	..	15 nov.	17 nov.	2	Cas léger.
..	..	..	..	..	..	..	..	1	..	..	15	19	4	
..	..	..	..	..	..	..	..	..	1	..	15	15	0	N'a pas été vu.
..	..	..	..	..	..	..	..	..	1	..	15	15	0	Mort pendant le trajet à l'hôpital.
..	..	..	..	..	..	..	..	..	..	..	16	18	2	Cas léger.
..	..	..	..	..	..	..	1	..	..	..	16	21	5	Cas moyen.
..	..	..	..	..	..	..	..	..	1	..	16	17	1	Cas avec du délire.
..	..	..	..	..	..	..	..	..	1	..	16	17	1	
1	1	..	..	..	..	..	1	..	..	..	16	24	8	Cas moyen.
..	..	..	..	..	..	..	..	..	..	..	28	1 déc.	3	
..	..	..	..	..	..	..	1	..	..	..	1 déc.	4	1	
1	1	..	..	..	..	..	1	..	..	..	14	18	4	
..	1	..	..	..	..	Eruption érythémat. sur front.	..	1	..	..	7 nov.	22 nov.	15	Mal de gorge: urines sangl., rougeât.; plaque diphthéroïde sur la luette.
..	1	..	..	..	..	..	..	1	..	..	7	20	13	Céphalalgie violente: vésicatoire.
1	..	1	1	..	..	..	..	1	..	..	8	25	17	Gastralgie violente: vésicatoire; seins engorgés.
..	..	1	..	1	1	..	..	..	..	..	8	24	16	Réaction typhique légère; mal de Pott.
..	..	..	..	..	..	..	..	..	1	..	8	10	2	
..	..	..	..	..	..	..	..	..	1	..	8	10	2	
..	..	1	..	..	..	..	..	..	1	..	8	13	3	
..	1	..	..	..	..	..	1	..	..	..	9	16	7	
..	1	..	..	..	1	..	1	..	..	..	9	16	7	
..	..	1	..	..	..	Taches lenticulair. Erup.scarl. et rubéol.	..	..	..	..	9	24	15	Très agité dav. chloral; contractions; rétention d'urine: urines sanglantes.
..	1	..	..	..	..	..	..	..	..	..	9	15	6	Engorgement des seins.
..	..	1	1	..	1	..	..	..	..	1	9	10	1	
..	..	..	..	1	..	..	..	..	..	1	8	24	16	
1	..	..	..	..	..	..	..	..	..	1	9	10	1	Coma à son arrivée et à sa mort.
..	..	1	..	..	..	..	..	..	..	1	9	10	1	
..	..	1	..	1	1	..	..	..	..	..	9	15	6	Coma: contract. du bras droit.
..	..	..	..	..	1	..	..	..	..	..	9	10	1	Morte en arrivant.
..	1	..	..	..	1	..	..	..	..	..	10	16	6	Herpès labial.
..	..	..	..	..	..	..	..	..	..	..	10	10	0	Mort à l'arrivée dans la salle.
..	1	..	..	..	..	..	..	1	..	..	10	16	6	Enceinte de cinq mois.
1	..	..	..	..	..	..	..	1	..	..	10	22	12	
..	..	..	..	..	..	..	..	..	1	..	10	10	0	
..	..	..	..	..	..	..	..	1	..	..	10	12	2	
..	..	1	..	..	..	Erythémat. thor. et cou	..	1	..	..	..	..	..	
..	..	..	..	..	..	..	..	1	..	..	10	12	2	
..	..	..	..	..	..	..	..	..	..	..	10	10	0	N'a pas été vue.
..	..	..	..	..	..	..	..	..	..	..	10	16 déc.	36	
..	..	1	1	..	..	Eryt. scarl. t. cyanique aux genoux	..	..	..	1	10	14 nov.	4	Coma à sa mort.
..	..	1	..	..	..	..	..	..	..	1	11	13	3	

NUMÉRO D'ORDRE	NOMS ET PRÉNOMS	AGE				CAS PRIMITIFS	CAS SECONDAIRES			SANS RENSEIGNEMENTS	TRAITEMENT			TRANSFUSIONS
		4 ans et au-dessous	5 à 14 ans	Adultes	50 ans et au-dessus		Alcooliques	Tuberculeux	Affections organiques quelconques		Laudanum et Bismuth	Salicylate Bismuth	Injection d'éther	
31	Soudet Jules		5			1				1				
32	Bohleter Etienne		6			1					1		1	
33	Gradu Auguste	1				1								N° 1.... 280 gr.
34	Trouillet Marthe			23		1					1	1	1	N° 1.... 2.500 gr.
35	Fabre Henriette			37		1					1		1	N° 1.... 2.000 gr.
36	Laverrière Angèle			32		1						1	1	N° 1.... 2 litr....
37	Sumérot Stéphanie			25		1					1	1	1	
38	Chaviable Léonie		14			1					1			N° 1.... 700 gr
39	Speltienx Marie		7			1								N° 1.... 300 gr.
40	Speltienx Elisabeth	3				1							1	N° 2.... 2.500 gr.
41	Lafond Marie				60	1						1		
42	Richard Marie	2				1					1			
43	Nique Augustine			27		1					1			N° 1 .... 2 litr....
44	Scolarie Jeanne			28		1					1		1	
45	Florantin Justine			63		1					1		1	N° 1.... 2.500 gr. N° 2.... 1.500 gr.
46	Meurger Annette			33				1			1	1	1	
47	Faber Bernard	16ᵐ							1					
48	Dambas Elisabeth				50	1			1				1	N° 1.... 2.500 gr.
49	Brun Jeanne			57					1					
50	Poulain Zélie			40				1				1	1	
51	Mozes Remie	4				1					1		1	
52	Ditalvizelb Auguste		8			1					1		1	
53	Clairamboull Auguste			30		1						1	1	
54	Dionnie Lucie			34				1			1		1	N° 1.... 2.500 gr.
55	Simon Louise				54		1				1	1	1	N° 1.... 2 litr.... N° 1.... 2 litr.... N° 1.... 2 litr.... N° 1.... 2.500 gr.
56	Bon Marie			29			1	1				1	1	N° 1.... 2.500 gr. N° 1.... 2.500 gr. N° 1.... 2 litr....
57	Lechape Louise				39			1			1		1	N° 1.... 2 litr...
58	Clément Clémence				53			1			1		1	
59	Muller Elisabeth				67	1					1		1	N° 1.... 3 litr....
60	Guillemain Augustine			35		1					1		1	2.500 gr.
61	Motha Gaston		13			1					1		1	N° 2.... 300 gr.
62	Josseron Julie			18		1					1		1	N° 1.... 2.000 gr.
63	Alexandre Adrienne	4		17		1					1	1	1	
64	Payen Catherine			17					1					
65	Gouttière Alexandrine			28		1					1		1	
66	Berthélot Adèle			26		1					1			
67	Tarrieus Georges		8			1					1		1	
68	Derique Joséphine				52	1					1	1	1	N° 1.... 2 litr....
69	Bomard Victorine			25					1		1		1	
70	Soudé Esther			31								1	1	N° 1.... 2 litr....
71	Bitteise Eugénie	10ᵐ				1							1	
72	Veron Adèle			17								1	1	
73	Couvet Joséphine				56							1	1	
74	Moterne Ernestine	21ᵐ				1						1		
75	Bronchard Désiré	3										1		
76	Bronchard Marie	5ᵐ				1						1		
77	Gagnard Aline			34		1					1	1	1	N° 1.... 2 litr.... N° 1.... 2 litr...
78	Gramonet Marie			28		1					1	1	1	
79	Liard Louise			29				1				1	1	N° 1.... 2 litr....

PAS DE TRANSFUSION	RÉACTION				COMPLICAT.		GUÉRISON		MORT		DATE		DURÉE DE SÉJOUR	OBSERVATIONS
	Simple	Typhoïde	Traînante	Pseudo-méningite	Bronchite	Exanthème	Rapide	Traînante	Acide	Réaction	De l'entrée	De la sortie ou du décès		
..	1	..	..	..	..	..	1	..	..	..	11 nov.	11 nov.	0	N'a pas été vu.
..	..	1	..	..	1	..	1	..	..	..	11	16	5	
..	1	..	..	..	..	..	..	..	1	..	11	12	1	Artériotomie.
..	1	..	..	..	..	Conj. inf. sclérot. var. et la face	1	..	..	..	11	29	18	Vomissements; vésicatoire; légère suppuration de la plaie.
..	1	..	..	..	..	..	1	..	..	..	11	21	10	Vomissements.
..	1	..	..	1	..	Herp. lab.	1	..	..	..	11	21	10	
..	1	..	..	..	..	..	1	..	..	..	10	20	9	Seins engorgés.
..	1	..	..	..	..	..	1	..	..	..	11	17	6	
..	1	..	..	..	..	..	1	..	..	..	12	22	10	Guérie le 10.
..	..	..	1	..	..	..	..	..	1	..	12	15	2	
..	..	..	..	1	..	..	..	..	1	..	12	18	6	Coma.
..	1	..	..	..	..	..	1	..	..	..	12	28	16	Guérie dès le 14.
..	..	1	..	1	..	..	1	..	..	..	12	24	12	A terme; début d'accouchement; arrêt.
1	..	..	1	..	..	..	1	..	..	..	12	21	9	Vomissements; hoquet; vésicatoire.
..	1	..	..	..	..	face joues	1	..	..	..	12	24	12	
..	1	..	..	..	..	..	1	..	..	..	13	16	3	
..	..	..	..	..	..	..	..	..	..	1	13	13	0	N'a pas été vu.
..	..	..	..	..	..	..	..	..	..	1	13	13	0	
..	1	..	..	..	..	..	1	..	..	..	13	14	1	N'a pas été vue.
..	1	..	..	..	..	..	1	..	..	..	13	20	7	
..	1	..	..	..	..	..	1	..	..	..	13	21	8	Etait guérie le 15.
..	1	..	..	1	..	..	1	..	..	..	13	21	8	Etait guérie le 15.
..	..	..	..	..	..	..	..	..	1	..	13	20	7	
..	1	..	..	..	..	..	..	..	1	..	13	14	1	La troisième transfusion a été péritonéale.
..	..	1	..	..	1	face	..	..	1	..	14	21	7	
..	..	..	..	..	1	..	..	..	1	..	14	15	1	Coma a sa mort.
..	..	..	..	..	1	..	..	..	1	..	14	15	1	Bronchite généralisée empêche la transfusion.
..	1	..	..	..	..	..	..	..	1	..	14	15	1	
..	1	..	..	..	..	..	..	..	1	..	14	15	1	A commencé, réaction, hoquet, vomissements.
..	..	..	..	1	..	..	..	..	1	..	14	15	1	Transfusion péritonéale.
..	1	..	..	..	..	..	..	..	1	..	14	15	1	
..	1	..	..	..	..	..	1	..	..	..	14	20	6	
1	1	..	..	..	..	..	..	..	1	..	14	15	1/2	N'a pas été vue; morte à l'arrivée.
1	1	..	..	..	1	..	1	..	..	..	14	16	2	Cas très léger.
1	1	..	..	..	1	face	1	..	..	..	15	17	4	
1	1	..	..	..	..	..	1	..	..	..	15	29	14	Resp. d'ammoniaque; bad. phéniqué.
1	1	..	..	..	..	..	..	..	1	..	15	15	1	N'a pas été vue; morte à l'arrivée.
1	1	..	..	..	..	..	1	..	..	..	15	24	9	Mange dès le 20.
1	1	..	..	..	..	..	1	..	..	..	15	18	3	
1	..	..	..	..	..	..	1	..	..	..	15	17	2	
1	1	..	..	..	..	..	1	..	..	..	15	18	3	Cas très léger.
1	1	..	..	..	..	..	..	1	..	..	16	24	8	
1	..	..	..	..	..	..	..	..	1	..	16	..	..	Envoyé au Dépôt; n'a pas le choléra.
1	..	..	..	..	..	..	..	..	1	..	16	17	1	
..	..	..	..	..	..	..	..	..	1	..	16	21	5	Délire la nuit (lavement chloral); vésicatoire.
1	..	1	..	..	1	scarl. face	..	1	..	..	16	22	6	Seins engorgés.
..	..	1	..	..	..	..	..	1	..	..	16	22	6	Seins engorgés; bad. phén.; érupt. le jour où elle a passé chez M. Sevestre; tétanos.

NUMÉRO D'ORDRE	NOMS ET PRÉNOMS	4 ans et au-dessous	5 à 14 ans	Adultes	50 ans et au-dessus	CAS PRIMITIFS	Alcooliques	Tuberculeux	Affections organ. quelconques	SANS RENSEIGNEMENT	Laudanum et Bismuth	Sous-nitrate Bismuth	Injection d'éther	TRANSFUSIONS
80	Lyagouroff Aline			29		1						1	1	N° 1.... 2 litr....
81	Denouroux Victorine			44						1				
82	Jacob Joséphine			19		1						1	1	N° 1.... 2 litr....
83	Knœpffel Marie			30				1				1	1	
84	Picard Marie		10			1						1	1	N° 1.... 1.200 gr.
85	Picard Henri	4				1					1		1	
86	Huardeau Albertine				30	1						1	1	N° 1.... 2 litr.
87	Hudry Caroline				62	1						1	1	N° 1.... 2.500 gr.
88	Flamont Eugénie				57	1						1	1	
89	Foix Louise			25		1						1	1	
90	Caulas Adélaïde				60					1		1	1	
91	Barbara Ambroisine			25		1						1	1	
92	Dalmare Jeanne			27		1						1	1	N° 1.... 2 litr.... N° 1.... 2 litr....
93	Chady Joséphine			32				1	1			1	1	N° 1.... 2 litr....
94	Henner Eugène		5			1						1	1	N° 1.... 700 gr.
95	Parrot Eugénie			21		1						1	1	N° 1.... 2 litr....
96	Lameunière Jeanne			13					1			1	1	N° 1.... 2 litr....
97	Grimal Anna	23[m]				1					1		1	
98	Tartavonne Louise				63		Erreur de diagnostic							
99	Lemaire Aline			25			Erreur de diagnostic							
100	Meunier Eugénie			24			Erreur de diagnostic							
101	Goulette Charles	4				1								
102	Subraze Marie			30		1						1	1	
103	Flauss Anna			21		1						1	1	
104	Sponagel Catherine	4				1					13			Artériotomie........
105	Gouge Joséphine			30		1						1	1	

PAS DE TRANSFUSION	RÉACTION				COMPLICAT.		GUÉRISON		MORT		DATE		DURÉE DU SÉJOUR	OBSERVATIONS
	Simple	Typhoïde	Traînante	Pseudo-méningite	Bronchite	Exanthème	Rapide	Traînante	Alpide	Réaction	De l'entrée	De la sortie ou du décès		
i	1	..	..	..	..	..	..	1	..	..	17 nov.	20 nov.	12	Lotions vinaigrées.
i	..	..	..	..	..	..	..	..	1	..	17	18	1/2	Morte au moment de l'introduction de la canule.
i	1	..	..	..	..	..	1	..	..	..	18	27	9	Début à l'hôpital Trousseau.
i	..	..	1	..	..	..	..	1	..	..	18	28	10	Infirmerie.
i	1	1	..	1	..	..	1	..	..	..	18	4 déc.	17	Cas grave; guérie dès le 21.
..	1	..	..	..	..	..	..	1	..	..	18	4	17	
..	..	..	1	..	..	..	..	..	1	..	18	10	22	Cas léger; sucre dans les urines.
i	1	..	..	..	..	..	..	..	1	..	18	19 nov.	1	
1	1	..	..	..	..	..	1	..	..	..	18	29	11	Vomissements; badigeon. phéniqué.
1	..	..	..	..	..	..	..	..	1	..	19	29	10	
1	..	1	..	..	..	..	1	..	..	..	19	19	1/2	Ca. intérieur; travaille à la buanderie de l'hôpital; vomis.; troubles ment.
..	..	..	1	..	..	..	..	1	..	..	19	28	9	
..	..	1	..	..	..	..	..	..	1	..	20	10 déc.	20	Cas grave; phén. cérébr.; exanthème.
..	1	..	..	..	..	..	..	1	..	..	20	1er	10	Est guéri le 27 novembre.
..	..	..	1	..	1	..	..	..	1	..	20	16	26	Morte pendant la 2e transfusion.
..	..	..	1	..	1	..	..	..	1	..	20	20 nov.	1/2	
1	..	..	..	1	..	..	..	..	1	..	24	25	1	Incontinence d'ur.; affection utérine.
..	..	..	..	..	..	..	..	..	1	..	23	24	1	Fièvre continue.
..	..	..	..	..	..	..	..	..	..	..	25	10 déc	15	Un peu de diarrhée simple dans sa convalescence de fièvre typhoïde.
1	..	..	..	1	1	1	..	..	1	..	21	28 nov.	4	
1	..	..	..	..	..	1	..	..	1	..	2 déc.	15 déc.	13	
1	..	..	..	1	..	..	..	1	..	..	7	19	12	
..	..	..	..	..	..	..	..	1	..	..	8	9	1/2	
i	..	..	..	..	..	1	..	1	..	..	10	1er j.	21	Cas chron.: éruption: troubles ment.: guérie le 27 décembre.

CONCLUSIONS

J'ai essayé dans ce travail, de donner une relation fidèle et complète de l'épidémie observée en 1884, à l'hôpital Saint-Antoine.

Tout d'abord, j'ai voulu montrer par des exemples, ce que j'entendais par cas légers, moyens ou graves.

Puis, après avoir étudié les manifestations des grandes fonctions déterminées par l'attaque, je me suis efforcé d'indiquer par quelles phases passe le cholérique, pour arriver à la guérison, ou à la mort.

Je me suis étendu sur les complications, principalement sur les éruptions multiples, dont on a fait jusqu'ici que des descriptions trop concises.

Enfin, je me suis cru autorisé par leur allure spéciale, à réunir certains cas sous le nom de forme chronique.

Je donne à l'appui. les longues observations de ces malades.

Dans un dernier chapitre, je réunis les analyses des injections intra-veineuses, faites dans le service.

M. le professeur Hayem dans une publication récente, a posé les indications de cette méthode.

Je donne simplement les résultats immédiats et éloignés de l'opération dans chaque cas particulier.

La lecture de ces détails, bien qu'un peu aride, peut rendre service à ceux qui voudront plus tard reprendre ce mode de traitement.

Pour terminer, je joins à ce travail la statistique générale et complète des malades, hommes, femmes et enfants qui ont passé dans le service.

Vu : le Président de la Thèse,
    JACCOUD.

        Vu et permis d'imprimer :
        Le Vice-Recteur de l'Académie de Paris.
        GRÉARD.

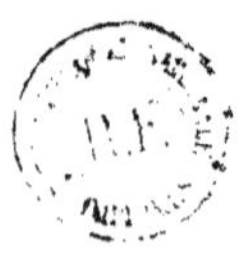

TABLE DES MATIÉRES